Berino Schmid

Verwurzelt in der Schwerkraft

Es gibt heute unbedingt viele gute Gründe, das weibliche Geschlecht wieder besser sichtbar zu machen. Dies ist seit mehr als 40 Jahren auch Anliegen unseres Verlages. Ob dies durch Gendern erreicht wird, darf man jedoch hinterfragen, immerhin geht es um unsere *Mutter*sprache. Sicher ist, dass der grammatische Genus nichts über das Geschlecht (Sexus) aussagt. Deswegen halten wir uns als Verlag beim Gendern bewusst zurück. Ausführliche Begründung dazu unter www.neue-erde.de/derdiedas

Berino Schmid

Verwurzelt in der Schwerkraft

Der aufgerichtete Mensch

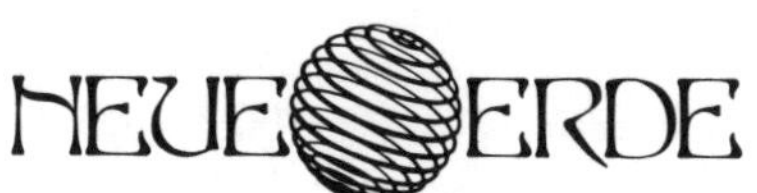

Bücher haben feste Preise.
1. Auflage 2023

Berino Schmid
Der aufrechte Mensch

Umschlag:
Illustration: About time und AtlasbyAtlas Studio,
beide shutterstock.com
Gestaltung: Dragon Design, GB

Lektorat: Andreas Lentz

Satz und Gestaltung:
Dragon Design, GB
Illustrationen: S. 111 Omor Graph/fiverr.com, alle anderen
Fleur Paper Co/fiverr.com und Dragon Design
Gesetzt aus der Minion

Gesamtherstellung: Appel & Klinger, Schneckenlohe
Printed in Germany

ISBN 978-3-89060-841-9

Neue Erde GmbH
Cecilienstr. 29 · 66111 Saarbrücken
Deutschland · Planet Erde
www.neue-erde.de

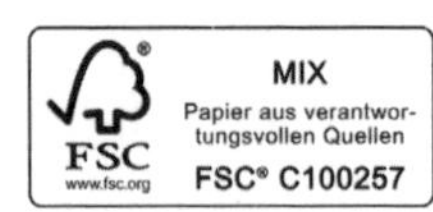

Inhalt

Einleitung

»Die Schwerkraft ist die Wurzel aller Anmut.«
Laotse

Seinen Körper eingebettet in die Schwerkraft zu spüren, erzeugt Körperbewusstsein. Dies ist die Kraft der Gegenwärtigkeit, welche störende Gedanken und Emotionen zu durchbrechen vermag. Tief verankert in sich selbst, ruhend im eigenen Sein, werden innere Kräfte mobilisiert, welche mit Freude und Ausgeglichenheit den Alltag bewältigen lassen.

Im Rahmen meiner therapeutischen Laufbahn bin ich unzähligen Konzepten begegnet. Als Physiotherapeut habe ich das Wunder unseres Körpers und Organismus kennengelernt. Auf meinen Reisen in ferne Länder habe ich Spontanheilungen erlebt. Durch verschiedenste Meditationstechniken habe ich mich selbst von körperlichen Symptomen befreit. Wo ich früher Opfer meiner eigenen Gedanken und Emotionen war, habe ich gelernt, diese als das zu erkennen, was sie sind, und ich weiß, wie ich jederzeit die Oberhand über meine Gedanken und Emotionen behalten kann. Die neuesten Erkenntnisse, welche uns die Quantenphysik offenbart, belegen mittlerweile, wie sehr unser Gewahrsein, welches wir von uns selbst haben, in Wechselwirkung mit unseren Lebenssituationen steht. Wir sind Energie und Information.

Mittlerweile bin ich überzeugt, dass die Fähigkeit, im Hier und Jetzt zu sein, der Weg zu einem erfüllten Leben ist. Es ist die Freiheit, nicht mehr von seinem Verstand und seinen Emotionen und Gefühlen beherrscht zu werden. Das ist jederzeit möglich, denn die Gegenwart ist in jedem Moment verfügbar. Meine Erfahrung hat gezeigt, dass dies am besten gelingt, wenn man tief in sich mit dem Körper verbunden ist. Tief aus der Verankerung deines Seins bist du mit der Quelle verbunden, welche dich über das menschliche Verstandeskonstrukt hinausheben kann.

Bei stürmischer See bleibt die Tiefe unberührt, ganz gleich, wie stark der Wellengang an der Oberfläche tobt. So ähnlich verhält es sich mit den Gedanken und den daran gekoppelten Emotionen, welche oberflächlich aktiv sind. Tief in dir ist ein Ort der Stille, der Ort der Gegenwärtigkeit, in den du jederzeit eintauchen kannst, worauf die Wellen an der Oberfläche schnell abflachen werden.

Einer der nützlichsten Zugänge zum Tiefgang, welchen ich kennengelernt habe und welchem meines Erachtens bis heute zu wenig Beachtung geschenkt wird, ist das Potential der Schwerkraft. Für mich stellt es die Brücke zur Gegenwart dar. Es gibt nur ein mir bekanntes Therapiekonzept – auf das ich jetzt nicht weiter eingehen werde –, bei dem die Schwerkraft einen hohen Stellenwert einnimmt. Inspiriert davon habe ich mich viel mit dieser Kraft auseinandergesetzt und begonnen, sie mit anderen mir bekannten Methoden zu verknüpfen und zusammenzubringen.

Ein Körper, in den die Schwerkraft bewusst integriert ist, fühlt sich anders an als ein Körper, bei dem das nicht der Fall ist. Ein Körpersystem, welches in der Schwerkraft ausgerichtet ist, befindet sich im Lot. Das betrifft nicht nur den physischen Körper. All die emotionalen Erfahrungen mit den damit verknüpften Mustern, welche zum Teil auch im Körper als Haltung zum Ausdruck kommen, können sich durch die Integration neu organisieren, was einem Selbstheilungsprozess entspricht. Das Individuum fühlt sich nicht mehr von seinen vom menschlichen Verstand erzeugten Dramen erdrückt und gefangen. Eingebettet zwischen Himmel und Erde, steht der Mensch aufrecht im Leben – mit einer Präsenz für die Gegenwart. Über jede Lebenssituation erhaben zu sein, bedeutet, dem Leben in jedem Moment mit Anmut begegnen zu können.

Verschiedene Körper

Zu Beginn möchte ich die verschiedenen Köper erläutern, welche in diesem Buch zur Sprache kommen.

Der Verstandeskörper oder das falsch auferlegte Ich. Dieser setzt sich aus der mentalen und emotionalen Struktur eines Individuums zusammen. In den meisten Fällen besteht eine starke Bindung beziehungsweise Identifikation damit. Er bildet den Speicher für all unsere Lebenserfahrungen, welche sich tief in unser Unterbewusstsein eingegraben haben. Er beinhaltet auch all die unbewussten Überzeugungen, Glaubenssätze und kulturellen Prägungen. Die starke Bindung an dieses Konstrukt erhält diese Matrix am Leben. Solange es unbewusst durch unser Denken und Fühlen genährt wird, lebt es eine Eigendynamik und inszeniert die Dramen, welche als real wahrgenommen werden. Die Reaktionsmuster, die daraus entspringen, geschehen oft reflexartig und unbewusst. Sie entspringen nicht deinem tiefen Sein und sind nicht du. Um diese Muster durchbrechen zu können, ist im ersten Schritt ein Gewahrsein dafür notwendig. Gewahrsein ist die Kraft, um gewünschte Veränderungen herbeizuführen.

Du kannst eine Lebenssituation nicht ändern, aber die Art und Weise wie du darauf reagierst…

Tipp

Beginne, dich im Alltag zu beobachten. Werde dir bewusst, wie du auf bestimmte Situationen und Personen reagierst. Frage dich, welche Emotionen du hattest und wie diese deine Handlungen beeinflusst haben.

War die Reaktion von Wut, Ärger oder anderen destruktiven Emotionen begleitet? Wie war und ist dein Grundgefühl dazu? Fühlst du dich gut damit? War und ist dein Körper unter Spannung? Nimm es bewusst wahr. Möchtest du diesen Zustand beibehalten oder möchtest du, dass sich etwas ändert?

Übung 1
Schwerkraft durch den Körper fallen lassen

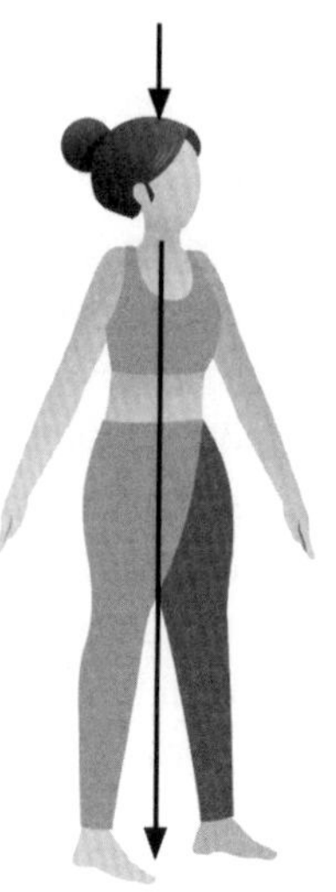

Stelle dich hüftbreit hin. Beginne nun im ersten Schritt, deine Atmung zu beobachten. Spüre, wie diese sich mit der Zeit vertieft. Stelle dir vor, wie die Atmung bis zu den Füßen geht und diese dadurch guten Bodenkontakt erlangen. Stelle dir innerlich bildhaft eine Pyramide vor, deren Basis tief in deinem Becken sitzt, wobei die Spitze der Pyramide sich in Höhe des Brustbeins befindet.

Die Seiten werden durch den Brustkorb begrenzt. Stelle dir vor, wie in dieser Position die Schwerkraft erst durch deinen Scheitel und dann durch die Spitze der imaginären Pyramide und anschließend an der Basis durch die Mitte aus deinem Becken austritt und zwischen deinen Füßen auftrifft. Du erlaubst es der Schwerkraft, im Lot durch deinen Körper zu »fallen«. Es kann sein, dass dein Körper jetzt anfängt zu schwanken. Man nennt das Oszillieren. Das ist normal. In dem Moment integriert sich die Schwerkraft, zugleich organisiert sich der Körper neu.

Nach einer Weile spürst du eine Kraft, welche ihren Ursprung aus dem Becken nimmt und dich über die Wirbelsäule aufsteigend aufrichtet.

Emotionen

Emotionen können sehr stark sein und haben die Tendenz, einen zu überrollen. Bewusst wahrgenommen, ohne sich darin zu verstricken, können sie wiederum ein guter Wegweiser und Wegbegleiter sein. Emotionen sagen viel über deine Konditionierungen und Prägungen aus. Erkenne, dass Emotionen kommen und gehen. Sie haben keine Konstante. Einmal können sie himmelhoch jauchzend sein, das andere Mal trübsinnig. Frage dich, ob es sich wirklich lohnt, mit Wegbegleitern, auf die kein Verlass ist, eine so tiefe Bindung einzugehen? Über ein tiefes Verständnis dessen, wie du funktionierst, gelingt ein erster Vorstoß, dich von der Identifikation mit deinem Verstandeskörper zu lösen.

Indem eine inkonstante Komponente einer konstanten ausgesetzt wird, kann das Unbeständige dem Beständigen langfristig nicht standhalten. In der beschriebenen Übung wird die Schwerkraft, welche sich durch Beständigkeit auszeichnet, in den Verstandesköper (unbeständige Qualität) integriert, worauf die Gedanken und Emotionen, welche den Verstandeskörper bilden, an Kraft verlieren. Die Schwerkraft ist eine zeitlose immer gegenwärtige Kraft. Deswegen ist ihre Integration so gut geeignet, in einen gegenwärtigen Seinszustand einzutauchen. Auch darin ist die Schwerkraft jedem Gedanken und jeder Emotion überlegen, weil Gegenwärtigkeit die polaren Konstrukte von Zeit – wie Vergangenheit und Zukunft, welche Kreationen des Verstandes sind – aufzuheben vermag. In der Gegenwart löst sich die Zeit auf. Albert Einstein war ein Vorreiter mit seiner Relativitätstheorie, die sich sowohl mit diesem Phänomen der Struktur von Raum und Zeit als auch mit dem Wesen der Gravitation auseinandergesetzt hat.

Zeit

Der Verstand lebt in der Zeit, das Sein existiert in der Gegenwart. Der Verstand kann in der Gegenwart nicht überleben. Das Sein ist ohne Vergangenheit und Zukunft, weil es das in der Gegenwart nicht gibt. Es gibt nur *jetzt*. Genauso, wie das Licht jenseits des Schattens erstrahlt, so braucht der Schatten das Licht, um existieren zu können.

Vergangenheit ist eine Erinnerung an einen Moment der Gegenwart. Zukunft ist eine Vorstellung von etwas, was nicht existiert. Eine Erinnerung kann nie einen gegenwärtigen Moment in seinem vollen Umfang erfassen oder rekonstruieren. Die Zukunft beinhaltet eine Vielfalt von Möglichkeiten, entspricht aber nicht dem, was tatsächlich im Jetzt geschieht. Wenn sich der Verstand mit einem Vergangenheits- und oder einem Zukunftskonstrukt beschäftigt, ist er nicht bei dem, was jetzt wirklich ist. Meistens mischen sich dann auch Emotionen mit ein, die oft von Sorgen und Trauer begleitet sind. Die Gedanken und die damit verknüpften Emotionen bilden eine Art Filter, welcher die Wahrnehmung der Gegenwart verzerrt. Die Handlungsebene wird dementsprechend stark von dieser Filterfunktion beeinflusst, wenn nicht sogar bestimmt. Die Reaktion auf eine Lebenssituation oder eine Person aus dem Verstand heraus entspricht in diesem Fall nicht der Situation, wie sie wirklich ist. Das spiegelt sich in Reaktionsmustern wider, welche aus einer verzerrten Weltsicht resultieren und schnell emotional verletzende Auswirkungen auch auf geliebte Personen haben kann.

Letzten Endes aber verletzt man immer sich selbst. Gefangen im Hamsterrad, tritt man weiter auf der Stelle und zieht immer ähnliche unglückliche Situationen in sein Leben. Die einzige Lücke, aus der man aus diesem Hamsterrad entwischen kann, ist die Gegenwart. Es ist die Lücke zwischen den Gedanken.

Die Lücken zwischen Gedanken sind erfüllt mit Gegenwart.

Übung 2
Lücke zwischen den Gedanken

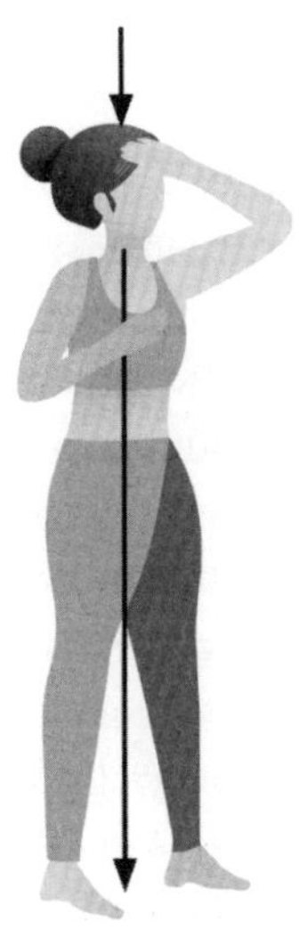

Mit Hilfe der Schwerkraft und einem Mudra kannst du in der folgenden Übung mit der Konstante der Schwerkraft die Inkonstante der Gedanken durchschlagen, um in die Lücke der Gegenwart einzutauchen.

Stelle dich hüftbreit hin. Spüre deine Füße auf dem Boden. Nimm Kontakt mit deinen Gedanken auf. Beobachte sie. Beobachte zugleich die damit verknüpften Emotionen. Dann stelle dich bewusst in die Schwerkraft. Visualisiere, wie sie wie ein Lot durch deinen Körper fällt. Lege dann die linke Hand auf die Stirn. Die rechte Hand kommt auf der Mitte des Brustbeins zu liegen. Lasse deinen Körper sich in der Schwerkraft auspendeln. Dann löse deine Hände und spüre nach. Spüre die Kraft der Gegenwart, welche deinen Körper durchströmt. Tauche in die Lücken ein, die in deinem Denken entstanden sind...

Lebenssituation

Eine Lebenssituation ist für sich genommen neutral. Sie ist, wie sie ist. Das Drama, das sich aus ihr entwickeln kann, hängt davon ab, wie sehr du es zulässt, dass dein Verstand sich einmischt und beginnt, Position zu beziehen. Nimm beispielsweise an, du gerätst während einer längeren Autofahrt in einen Stau. Die Situation ist, wie sie ist. Es wird sich nichts ändern, wenn du anfängst, dich zu ärgern und einen Groll gegen die Situation zu hegen. Auch nicht, wenn du ständig auf die Uhr schaust und nervös wirst aus Angst, einen wichtigen Termin zu verpassen. Den Stau selbst kümmert es reichlich wenig, wie sehr du dich aufregst. Du selbst bestimmst das Ausmaß der Katastrophe. Damit meine ich, wie sehr du es zulässt, den Stau negativ zu erleben. Die Ursache des Erlebens ist nicht der Stau, sondern das, was dein Verstand daraus macht. Ich möchte bei dieser Gelegenheit noch erwähnen, dass Ärger nicht besonders gesundheitsfördernd ist. Wenn du es zulässt, dass ein Stau im Straßenverkehr einen Stau in deinem Blutzirkulationssystem hervorruft, könntest du ein wirkliches Problem bekommen, das nicht nur im Straßenverkehr angesiedelt ist.

Tipp

Lasse nicht zu, dass dich dein Verstand in gewissen Situationen festnagelt. Wie schon erwähnt, ist eine Situation von sich aus neutral. Wenn du in der Gegenwart präsent bist, kann es dir gelingen, die nötige Distanz zur Situation zu gewinnen. Anstatt in das Drama des Verstandes einzusteigen, distanziere dich bewusst davon, indem du dich selbst beobachtest. Frage dich in dem Moment, was genau in dir vorgeht. Versuche, deine mentale und emotionale Reaktion zur Kenntnis zu nehmen, ohne dich darin zu verstricken. Beobachte deine Gedanken. Beobachte deine Emotionen. In dieser beobachtenden Position kannst du die Oberhand über deine Gedanken und Emotionen erlangen.

Beobachtend in der Gegenwart verwurzelt bist du frei von jeglicher Wertung. Versucht dir jetzt dein Verstand einzureden, dass ich gut reden habe?

Dass das gar nicht so einfach ist? Wunderbar! Es handelt sich hierbei lediglich um den verzweifelten Versuch deines Verstandes, Beachtung zu erhalten. Es ist seine Überlebensstrategie. Sobald du es dem Verstand erlaubst, bei dir anzudocken, hauchst du ihm in Form von Identifikation Leben ein. Er braucht die Personifizierung in Form eines Ichs, um seine Existenz aufrecht zu erhalten. Der Verstand ist wie ein Parasit, er saugt sich bei dir an, um am Leben zu bleiben. Der Verstand ist der getarnte Verführer. Schenkst du ihm deine volle Aufmerksamkeit, indem du dich auf ihn einlässt und dich sogar mit ihm vereinst, bist du ihm erlegen. Wenn du ihn hingegen immer wieder abblitzen lässt, wird er mit der Zeit von dir ablassen.

Das Beobachten ist die erste bewusste Entscheidung, dich von deinen mentalen und daran geknüpften emotionalen Mustern zu lösen. In der beobachtenden Haltung distanzierst du dich bewusst von den äußeren Ereignissen. Es ist wie bei einem Film. Du schaust zu und bist nicht Teil des Geschehens.

Übung 3
Lasse die Schwerkraft durch die Gedanken fallen.

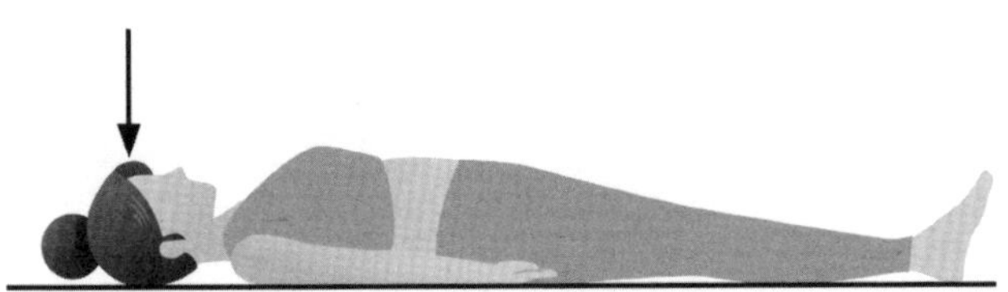

Ausgangsposition: Bequeme Rückenlage. Du kannst dir auch ein Kissen unter die Knie legen.

Beobachte deine Gedanken, wie sie kommen und gehen. Versuche, sie nicht festzuhalten. Versuche, innerlich auf Distanz zu bleiben. Nun mache dir die Schwerkraft bewusst. Visualisiere, wie sie im Lot durch deine Stirn fällt und jegliche destruktive Gedanken wie ein Sturzbach hinwegschwemmt und in der Erde versickern lässt.

Auch bei dieser Übung wird die inkonstante Komponente, welche die Gedankenstruktur bildet, der konstanten Kraft ausgesetzt, was zur Folge hat, dass diese letzten Endes die Oberhand gewinnt. Die Kraft der Gegenwart zerschlägt das mentale Konstrukt von Gestern und Morgen und beraubt ihr jegliche Existenz. Zurück bleibt ein klarer Geist mit offener Präsenz für das Hier und Jetzt: tiefe Verwurzelung im eigenen Sein.

Aufrechte Haltung

Eine aufrechte Haltung ist mit einem anderen Gefühl verbunden als eine gekrümmte Haltung. Probiere es aus. Setze dich auf einen Stuhl. Nimm als erstes eine dir bequeme Haltung ein.

Dann rolle das Becken nach hinten, und lasse deine Wirbelsäule krumm werden. Spüre, wie sich das anfühlt. Dann richte dein Becken bewusst auf. Nimm eine aufrechte Haltung ein, mache dich groß. Wie fühlt sich das an?

Was ist aber mit Haltung gemeint? Wie kommt sie zustande? Früher in der Kindheit wurde mir oft gesagt, ich solle mich gerade hinsetzen. Das habe ich dann widerwillig getan, obwohl sich das mit der Zeit unangenehm angefühlt hat, weil sich die gesamte Rumpfmuskulatur verkrampfte. Auch im Rahmen meiner physiotherapeutischen Ausbildungen wurde stets gesagt, eine bessere Haltung könne nur durch »Haltungsschulung« und ein gezieltes Muskelaufbautraining erzielt werden. Nur auf die physische Ebene bezogen mag das durchaus zutreffen.

Meiner Ansicht nach kann und soll aber die »Haltung« nicht auf den Körper beschränkt bleiben. Im Nachhinein weiß ich, wieso es mir in meiner Kindheit so schwergefallen ist, mich auf Aufforderung gerade hinzusetzten beziehungsweise eine gerade Haltung einzunehmen. Dieses »Haltungannehmen« hatte meinem damaligen Gemütszustand widersprochen. In der körperlichen Haltung kommt die Gemütsverfassung eines Menschen zum Ausdruck. Ein deprimierter Mensch hat eher die Tendenz, vornüber gebeugt zu gehen. Die Muskelspannung ist eher schlaff. Im Gegensatz hierzu nimmt ein fröhlicher Mensch eher eine offene aufrechte Haltung ein. Ein vom Schicksal geplagter Mensch nimmt eine andere Haltung ein als ein Mensch, welchem das Glück angeblich immer zur Seite gestanden hat. So individuell die Menschen sind, so individuell sind ihre Geschichten, welche sich in ihr Unterbewusstsein eingeschrieben haben und in der körperlichen

Haltung ihren Ausdruck finden. Was ist es jetzt aber wirklich, was offensichtlich so einen großen Einfluss auf unsere Haltung hat? Es sind die Gefühle, welche in unmittelbarer Wechselwirkung mit unserem Körper stehen. Angst erzeugt Stress und sorgt dafür, dass sich gewisse Muskeln verkrampfen und sich der Puls beschleunigt. Eine erfreuliche Nachricht erzeugt Entspannung, und das eigene Körpergefühl geht mit einer gewissen Leichtigkeit einher.

Der Körper steht also in ständiger Wechselwirkung mit äußeren Ereignissen, die auf uns einwirken. In Wirklichkeit sind es aber nicht die Ereignisse selbst, sondern unsere emotionalen Reaktionen, welche unmittelbar mit den körperlichen Funktionen verknüpft sind. Die Emotionen stehen unmittelbar mit der Umwelt, in der wir agieren, in Beziehung. So sind wir ständigen Reizen ausgesetzt, auf die wir manchmal bewusst meistens aber unbewusst reagieren. Die Emotionen stellen ein rudimentäres Alarmsystem dar. Sie sind unsere Leibwächter und schützen uns vor Gefahr. Das Problem hierbei ist allerdings, dass es oft Fehlalarme gibt. Das System signalisiert Gefahr, obwohl gar keine vorhanden ist. Das liegt daran, dass das emotionale System auf frühere Erfahrungen zurückgreift. Es ist also ein Speicher vorhanden, in dem unsere Erfahrungen sich sammeln. Gerade diese Erfahrungen, welche mit Verletzungen, sei es auf körperlicher oder emotionaler Ebene, stattgefunden haben, steuern unbewusst die Reaktionen auf äußere Reize. Dieses Alarmsystem ist in diesem Sinne primitiv, weil es kein Unterscheidungsvermögen hat.

Unterscheidung gelingt erst mit Bewusstsein, auf das ich aber erst später in diesem Buch zu sprechen komme. Emotionen sind so stark an den Körper gebunden, dass sie sich, wenn sie lange genug aufrechterhalten oder immer wieder erlebt werden, in die Körperstruktur einnisten, sie »somatisieren« (von *soma*, griechisch für Körper) und Teil der Haltung werden. Ich nenne das ein »somatisiertes« Muster. Mit Haltung ist aber nicht nur eine rein äußerlich sichtbare Haltung gemeint. Die Art und Weise wie gesprochen wird, in was für einer Art der gesprochene Inhalt mit Gesten unterstrichen wird, ist ebenso ein Teil der Haltung. Der Körper sucht sich immer den Weg des geringsten Widerstandes. Eine Verletzung des linken Sprunggelenkes zum

Beispiel hat automatisch zur Folge, dass das Körpergewicht auf die gesunde rechte Seite verlagert wird, damit der Schmerz umgangen werden kann. Das geschieht automatisch und zum größten Teil unbewusst.

Diese kompensatorische Haltung wird so lange vielleicht auch durch die ärztliche Vorgabe zur Teilentlastung beibehalten, bis die Vollbelastung wieder erlaubt ist. In den meisten Fällen aber bleibt diese Haltung bestehen, selbst wenn aus ärztlicher Sicht der Heilungsprozess schon längst abgeschlossen ist. Die Schutzhaltung, welche zum gegebenen Zeitpunkt durchaus berechtigt gewesen sein mag, wirkt sich nunmehr eher destruktiv auf die ganze Statik aus. Die Erfahrung der Verletzung beschränkt sich nicht nur auf die körperliche Ebene. Das Trauma ist auch ein Bestandteil des Denkens und Fühlens geworden.

Auch wenn die Teilbelastung des Fußes aus ärztlicher Sicht nicht mehr nötig ist, denken die meisten erst einmal, dass es wehtut, wenn sie mit dem Fuß auftreten. Die daraus resultierende Emotion ist Angst, was wiederum zur Folge hat, dass sich das gesamte muskuläre System verkrampft. Meistens ist es sogar so, dass beim erstmaligen Auftreten der Fuß tatsächlich wehtut. Das ist darauf zurückzuführen, dass die Information des Schmerzes im System abgespeichert ist. Das ist im übrigen auch das Phänomen des Phantomschmerzes. Erst bei wiederholter Belastung des Fußes lässt der Schmerz nach. Dann hat der Körper registriert, dass er die Schonhaltung nicht mehr aufrechterhalten muss. Das Gewahrsein, dass die gemachte Erfahrung, wie schmerzhaft sie auch immer gewesen sein mag, nicht mehr mit dem jetzigen Zeitpunkt und den jetzigen vorherrschenden Voraussetzungen übereinstimmen, endet mit Erkenntnis.

Die Tendenz des Körpers, den Schmerz zu umgehen, findet ebenso auf viel subtileren Ebenen statt. Der Körper kompensiert auch seelischen Schmerz in Form einer Schutzhaltung, um dem Schmerz auszuweichen. Bei einer körperlichen, die zugleich eine seelische Verletzung darstellt, wie auch bei einer seelischen Verletzung gerät der Körper aus dem Lot: In beiden Fällen nimmt er eine kompensatorische Haltung ein. Der Körper fällt aus der Schwerkraft, worauf diese nicht mehr richtig integriert ist. Es entsteht eine Blockade im Lebensfluss. Der

Körper mit der innewohnenden Seele ist nicht mehr durchlässig für das Leben. Im Folgenden möchte ich das durch ein Beispiel aus meiner Praxis veranschaulichen.

Frau B kommt zu mir in die Praxis, weil sie nach einem Sturz seit Jahren Beschwerden am linken Fuß hat. Der Sturz sei in der Dämmerung geschehen und sie hätte an einer Bordsteinkante den Fuß übertreten, was höllisch wehgetan hätte. Sie habe schon einige Physiotherapiesitzungen hinter sich, sei auch schon in der Osteopathie und in der Akupunktur gewesen, die Beschwerden wären aber immer noch dieselben. An den MRI-Bildern (MRI = Bilder durch Magnetresonanztomographie) war nichts Auffälliges, ebenso wenig die Röntgenaufnahmen, ganz im Gegenteil: Die Bilder zeigten eine gut durchbaute verheilte Knochenstruktur. Ich schaue mir den Fuß zuerst isoliert an, kann aber äußerlich nichts Auffälliges entdecken, was ihre Beschwerden begründen würden. Erst als ich die Haltung der Patientin betrachte, fällt mir auf, dass sie mit dem linken Fuß keinen richtigen Bodenkontakt aufnimmt.

Ihr Gangbild wirkt zögerlich, sogar etwas ängstlich. Als ich sie darauf anspreche, bestätigt sie mir, dass sie Angst habe, den Fuß wieder zu vertreten. Das ging sogar so weit, dass sie auf Grund ihrer schmerzhaften Erfahrung in der Abenddämmerung jegliche Bordsteine mied. Das führte dazu, dass sie zu anderen Zeiten immer wieder Fehltritte tat. In ihrem Haltung- und Vermeidungsmuster gefangen, folgte sie dem Gesetz der Anziehung. Das, was man am meisten fürchtet, zieht man in sein Leben. Bis zu dem Moment hatte sie ihre Schutzhaltung bewahrt und war sich dessen nicht einmal bewusst.

Es musste ihr also erst einmal bewusstgemacht werden. Das Problem war nicht in ihrem Fuß, sondern in ihrem Denken verankert. Die bewusste Integration der Schwerkraft verhalf der Frau, ihren Fuß nach langer Zeit wieder zu spüren. Über die Schwerkraft konnte der verletzte Körperabschnitt wieder mit der Lebenskraft versorgt werden. Sie spürte seit langem wieder Boden unter den Füssen, und zwar gleichmäßig auf beide Füße verteilt. Die Patientin gewann das Vertrauen zurück und sie konnte ihre Schonhaltung, die sie so lange Zeit aufrechterhalten hatte, bewusst ablegen. Über das neu gewonnene Körpergefühl konnte sie aber auch ihr mentales Muster, welches sie sich mit ihrer Erfahrung angeeignet hatte, durchbrechen.

Sie hatte eine bewusstseinserweiternde Erfahrung, in der sie die Erkenntnis gewann, wie sehr der Verstand versucht hatte, aus einer einmal gemachten Erfahrung eine allgemeingültige Regel abzuleiten. Es wurde ihr bewusst, wie sehr ihr Verstand ständig damit beschäftigt war, zu kategorisieren und sie in vielen Lebensbereichen einzuschränken. Dieses Muster hinderte sie daran, dem Leben und anderen Menschen unvoreingenommen zu begegnen.

Haltung anzunehmen, gewinnt so eine ganz andere Bedeutung. Die strenge Aufforderung, sich aktiv gerade zu halten, relativiert sich. Haltung anzunehmen, ist eine innere Einstellung dem Leben gegenüber. Es ist die Hingabe an das Leben. Bewusst die Schwerkraft im Lot durch den Körper fallen zu lassen, sie zu integrieren, erlaubt es den festgehaltenen somatisierten Mustern sich aufzulösen. Die integrierte Schwerkraft mobilisiert Kräfte in uns, welche aus dem allgegenwärtigen Sein entspringen. Die Körper organisieren sich neu, was zu einer inneren Aufrichtung führt. Wie ein Fels in der Brandung trotzt man tief verankert in seinem Körper dem ewigen Auf und Ab des Lebens. Verwurzelt in der Erde, geht man voller Vertrauen durch das Leben. Verbunden mit der Kraft der Gegenwart, eingebettet zwischen Himmel und Erde vermag man zu unterscheiden: zwischen der Erfahrung und dem, was wirklich ist, nämlich *jetzt*.

Die Beziehung zur Erde

Die Schwerkraft ist das Bindeglied, welches uns mit der Erde verbindet.

Eine Haltung drückt sich in dem aus, wie wir insgesamt zu den Erfahrungen stehen, die wir auf der Erde machen. Kummer, Ärger, Angst, um nur einige zu nennen, stellen Störfelder dar, die Schonhaltungen hervorrufen und uns daran hindern, die Schwerkraft im Lot durch den Körper fallen zu lassen. Die beschriebenen Emotionen verhindern es, sich im Körper gut zu spüren. Der Zugang zu dem wahren Potential, welches tief in jedem Menschen schlummert, ist abgeschnitten. Der Zugang bleibt so lange verwehrt, bis diese Störfelder so weit neutralisiert sind, dass sie keinen behindernden Einfluss mehr haben. Die Erde stellt uns das nötige Umfeld und alle notwendigen Bedingungen zur Verfügung, die wir brauchen, um uns selbst zu erfahren, zu lernen und zu entwickeln. Solange wir mit bestimmten Themen, die uns das Leben beschert, innerlich im Konflikt sind, stellen diese Themen Aspekte dar, mit denen wir nicht im Frieden sind. Durch die Themen fühlen wir uns auf der Erde nicht verwurzelt.

Dann ist in diesen Bereichen das Urvertrauen abhandengekommen. Ein in der Erde verwurzelter Mensch aber ist dem Leben gegenüber voll Vertrauen und geht aufrecht durch das Leben. Die bewusste Integration der Schwerkraft aktiviert die Kräfte in uns, die uns voll Vertrauen aufrichten lassen. Man kann sich jenseits der Schonhaltung in seinem Körper selbst spüren. Die Themen, die bis jetzt im wahrsten Sinne schwer auf den Schultern gelastet haben, verlieren an Gewicht und machen einer Leichtigkeit ungeahnten Ausmaßes Platz.

Vertrauen zieht in die Seele und in den Körper ein. Der gegenwärtige Augenblick kann im vollen Umfang erfasst, erlebt und gelebt werden. Der Körper mit all seinen gespeicherten Mustern kann sich ausbalancieren und mit der Erde verbinden. Tiefe Verwurzelung mit der damit verbundenen Erdung führt zur Entspannung.

In meiner Praxis erlebe ich es immer wieder, dass Menschen sich nicht mehr spüren können. Das Körpergefühl ist überlagert von Gedanken und Emotionen. Es ist, wie wenn die Sonne nicht mehr sichtbar ist, weil Wolken sich davorgeschoben haben. Oft ist die Wahrnehmung auf einen Körperabschnitt reduziert, meistens auf die störenden Bereiche. Auch das ist ein Muster, das sich oft in andere Lebensbereiche erstreckt: die Tendenz, die Aufmerksamkeit auf das zu lenken, was *nicht* geht. Das wirkt sehr einengend. Vor lauter Bäumen sieht man den Wald nicht mehr. Die Bereiche, welche eigentlich noch intakt sind oder gut funktionieren, verlieren dann an Aufmerksamkeit und entziehen sich der Wahrnehmung. So wird den noch intakten Bereichen Leben entzogen. Kein Wunder, dass sich die Menschen dann müde und erschöpft fühlen. Oft fühlen sie sich in einem Hamsterrad gefangen, treten auf der Stelle und wissen nicht, wie sie sich daraus befreien sollen.

Der erste Schritt ist, sich bewusstzumachen, dass es einen Ausweg gibt. Der Ausweg beginnt mit einer bewussten Entscheidung. Dabei geraten die meisten schon an die ersten Widerstände. Es ist nämlich einfacher, auf der Stelle vor sich hinzutreten und sich über das eigene Leid zu beklagen, als eine bewusste Entscheidung zu treffen, um die Situation zu verändern. Dabei ist es nicht einmal nötig zu wissen, wie die nächsten Schritte im einzelnen aussehen. Die Veränderung beginnt im Jetzt. Im Jetzt kannst du wieder Boden unter den Füßen gewinnen und daraus Vertrauen schöpfen. Es ist die Kraft, welche dich trägt und aus der sich die weiteren Schritte ergeben werden. Dabei bietet sich die Schwerkraft als ein gutes Werkzeug an. Durch die bewusste Integration dieser Kraft kannst du dich spüren.

Die integrierte Schwerkraft wird dich aufrichten. Du gewinnst über die veränderte Körperwahrnehmung einen neuen Bezug zu dir selbst. Aufgerichtet und dir deiner eigenen Größe bewusst, schrumpft jegliches Problem im Verhältnis zu deiner eigenen Kraft, welche sich dir durch die integrierte Schwerkraft erschließt.

Kompensation

Der Körper hat die Eigenschaft, Schwachstellen zu kompensieren. Wenn du dir zum Beispiel einen Fuß vertrittst, verlagerst du automatisch das Gewicht auf den unverletzten Fuß. Das geschieht automatisch und unwillkürlich und beruht auf dem Schutzreflex des Nervensystems. Der Körper merkt, wie er durch die eingenommene Schonhaltung den Schmerz umgehen kann. Schon bald etabliert sich die Kompensation als Muster, das beibehalten wird, auch wenn, wie in unserem Beispiel, bei dem einst verletzten Fuß medizinisch keine Verletzung mehr nachzuweisen ist. Die eingenommene Schonhaltung bringt den Körper aus dem Lot.

Große Muskelgruppen sind damit beschäftigt, über das kompensatorische Muster zu verhindern, dass der betroffene Mensch vollends aus dem Gleichgewicht gerät und stürzt. Tatsächlich sind aber diese Muskeln dafür gar nicht gedacht. Deswegen ermüden sie nach einer Zeit und beginnen, sich allenfalls zu verkrampfen. Es gibt jedoch kleine Muskeln in der Tiefe, die an der Wirbelsäule ansetzen und dafür zuständig sind, den Menschen im Gleichgewicht zu halten. Diese Muskeln ermüden bei dieser Funktion nicht. Wird also die Schwerkraft wieder in das System integriert, können diese kleinen Muskeln ihre Funktion wieder aufnehmen und die großen Muskeln entlasten, die vorher deren Aufgabe übernommen hatten, die ihnen aber nicht entspricht. Das führt zu einer Entspannung, welches auf das Loslassen großer Muskelgruppen zurückzuführen ist.

Die in den Körper integrierte Schwerkraft führt nicht nur zu einer subjektiv empfundenen Entspannung, vielmehr ist diese auch objektiv physiologisch begründet und nachweisbar. Dem Köper geht keine unnötige Energie mehr verloren, die vitalen Funktionen arbeiten nunmehr ökonomisch. Dadurch können neue Kraftressourcen gewonnen und ausgeschöpft werden. Die allgemeine Leistungsfähigkeit wird gesteigert. In der Hingabe an diese natürliche Kraft setzt nicht nur ein Loslassen der oben beschriebenen Muskelgruppen ein. Vielmehr setzt sich dieser Prozess bis in die tiefsten Schichten des menschlichen Seins fort.

Tief empfundene Berührung sensibilisiert die Sinne für den kostbaren Augenblick des Lebens.

Die Kraft der Gegenwart

Wenn du dir eine Veränderung wünschst, besteht der erste Schritt in der Bewusstwerdung. Beginne, dich im Alltag zu beobachten. Versuche dabei, dich selbst nicht zu bewerten. Denn es ist durchaus möglich, dass dir das Beobachtete nicht immer behagt. Das liegt aber nicht an dem Beobachtetem selbst, sondern vielmehr an dem, was du daraus machst. Die Wertung hat nur Bestand, solange du sie zulässt. Sei gegenwärtig in der Beobachtung. Du wirst sehen, dass die Kraft der Gegenwart jegliche Wertung, welche aus deinem Verstand entspringt, zu zerschlagen vermag. Wenn du beobachtest, dann beobachte nicht nur. Sondern werde dir zugleich der Schwerkraft gewahr.

Visualisiere, wie sie im Lot durch deinen Körper fällt. Spüre auf diese Weise die Verankerung in deinem Körper. Die Beobachtung erhält dadurch eine besondere Qualität. Sie zeichnet sich durch eine starke Präsenz aus.

Über das neu gewonnene Körpergefühl dringst du zu dir selbst vor. Über den Körper nimmst du dich wahr in deiner Kraft, welche dich letzten Endes ausmacht.

Die Schwerkraft ist wie das Fahrzeug, welches dich in dein innerstes Zentrum führt. Das Gefühl zu dir selbst erhält eine andere Qualität. Die Sinne sind offen. Alles wirkt viel intensiver. Es sind die gegenwärtig erlebten Augenblicke, welche dem Leben ihre Süße verleihen. Was gibt es Gegenwärtigeres als die Schwerkraft? Sie ist die Kraft, die dem Körper die Poren öffnet, über welche die Gegenwart wahrgenommen werden kann. Sie sensibilisiert dich dafür. Die Gegenwart transzendiert dein Denken. Gefühle harmonisieren sich. Der Körper entspannt sich. Dadurch werden Kräfte freigesetzt, mit denen du alles erreichen kannst, was du dir wünschst.

Die Schwerkraft ist ein Naturgesetz. Ihre Wirkung ist Ausdruck ihrer Kraft, natürlich und unverfälscht. Wir sind Teil der Natur. Könnten wir unserer innewohnenden Kraft Ausdruck verleihen, würde unsere Wirkung genauso natürlich unverfälscht und jenseits von Maskeraden zum Ausdruck kommen. Das ist ein Ausdruck von Aufrichtigkeit. Die integrierte Schwerkraft richtet den Menschen auf. Ein aufrechtgehender Mensch wirkt authentisch.

Ein Mensch, welcher in seiner Kraft steht, bedarf keines Schutzes. Er ist so in sich selbst gefestigt, dass er allen äußeren Einflüssen zu trotzen vermag. Jegliche Identifikation gibt ihr Muster auf, um dem wahren Ausdruck innerer Größe Raum zu geben.

Ich habe die Erfahrung gemacht, dass eine transzendentale Erfahrung nur über den Körper geht. Erdverbundenheit ist die Voraussetzung dafür, den Himmel in sich zu erfahren.

Wahrnehmung, das Mittel der Integration

Um die Schwerkraft zu integrieren, bedienen wir uns der Wahrnehmung. Das, was wahrgenommen wird, existiert als ein Bestandteil unseres Selbst und nicht mehr außerhalb und losgelöst von uns. Das bedeutet nicht, dass die Dinge, auf die unsere Wahrnehmung nicht ausgerichtet ist, keine Existenz haben. Ich rede hier von einer fokussierten Wahrnehmung. Die Schwerkraft rückt in den Fokus unserer Wahrnehmung. Das, was in unseren Fokus gerät, wird Teil der Wahrnehmung und Teil des Erlebens. Über das Erleben gerät es ins Bewusstsein, und wir erleben es ungetrennt von uns selbst. Mittels der Wahrnehmung der Schwerkraft wird der Fokus auf eine natürliche Kraft ausgerichtet. Es findet gewissermaßen eine Verschmelzung mit dieser Kraft statt. Mit der fokussierten Wahrnehmung auf die Schwerkraft erlauben wir es dieser Kraft, sich – wie es ihrer Natur entspricht – in uns zu organisieren.

Wahrnehmung ist imstande, einen Reiz zu setzen, auf den der Körper reagiert. Diesen Umstand machen wir uns bei der Integration der Schwerkraft zunutze. Der Mensch ist ständig äußeren Reizen ausgesetzt. Unser Nervensystem ist in der Lage, diese aufzunehmen und zu verarbeiten. Es handelt sich hierbei um eine Vielzahl von Reizen, die sich stets auch voneinander unterscheiden. Das geschieht von allein, ohne dass wir etwas dafür tun müssten. Was uns selbstverständlich erscheint und über was wir uns nie Gedanken machen, grenzt an ein Wunder.

Allerdings leben wir in einer überaus schnelllebigen Zeit, was rasch zu einer regelrechten Reizüberflutung führen kann. Dieser Umstand erzeugt innere Unruhe und geht mit körperlichen Verspannungen einher. Im schlimmsten Fall und als Dauerzustand kann dies zu ernsthaften psychischen und körperlichen Erkrankungen führen. Auch hier fällt sowohl der Körper als auch das psychische Wohlbefinden aus dem Lot. Der Kontakt zum Körper geht verloren. Um dem entgegenzuwirken, ist eine Phase der Regeneration erforderlich. Die stellt sich ein, sobald wir uns natürlichen Kräften hingeben. Eine dieser Kräfte ist die Schwerkraft, der wir uns bedienen. Geben wir uns ihr hin, indem wir es ihr bewusst erlauben, im Lot durch unseren Körper zu fallen, organisieren sich die Systeme neu um diese Achse. Die Schwerkraft bildet das Glied, welches uns mit dem Körper zu verbinden und in ihm zu verankern und zu zentrieren vermag.

Ein in sich zentrierter Mensch schöpft Kraft aus den innewohnenden Ressourcen, welche selbstregulierende Prozesse einleiten. Die Schwerkraft ist eine Kraft, welche mit dem bloßen Auge nicht sichtbar ist. Nichtsdestotrotz ist sie unbestritten vorhanden und wirkt fortwährend auf uns Menschen ein. Genauso ist es mit dem Sauerstoff. Wir atmen dieses Lebenselixier, ohne das wir nicht leben könnten, unwillkürlich ein und aus. Das, was sich unseren visuellen Sinnen entzieht, können wir nur mittels der Wahrnehmung erfassen.

Wahrnehmung bedeutet, die Sinne in eine Feinabstimmung zu bringen. Es ist eine Konzentration von innen nach außen. Wir fahren in einem gewissen Sinne die Antennen aus. Über die Wahrnehmung erfassen wir die Tiefe, die in allen Dingen zugrunde liegt; wir nehmen über unser ganzes Sein wahr. Wir erfassen die Dinge in einem übergeordneten Sinn, ohne sie rational greifen zu können. In der Wahrnehmung begeben wir uns in den unmittelbaren Augenblick hinein, was mit einer wachen Präsenz einhergeht. In der Wahrnehmung nehmen wir uns selbst zurück, um Signale, Reize und Informationen aufzunehmen. Wir stellen uns willkürlich auf Empfang ein. Wahrnehmung erfordert eine unvoreingenommen neutrale, beobachtende Haltung. Der Körper steht in unmittelbarer Wechselwirkung mit den wahrgenommenen Impulsen und reagiert reflektorisch darauf. Wie unverzüglich die Reaktion vonstattengeht, soll die nachfolgende Übung verdeutlichen.

Übung 4
Reflektorische Atmung

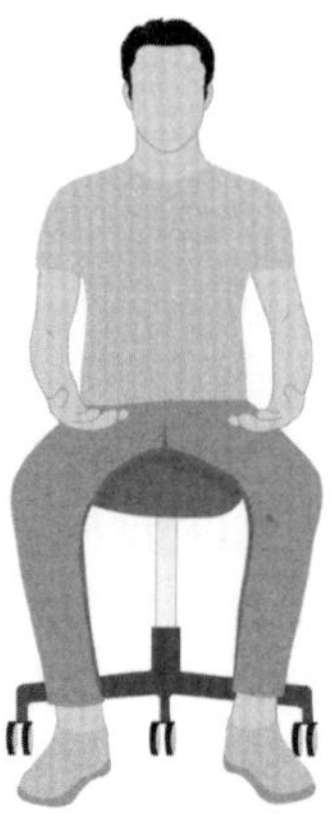

Begebe dich in eine bequeme sitzende Position. Sammle dich für einen kurzen Moment, indem du deine Wahrnehmung auf den Atem lenkst. Beobachte deine Atmung für ein bis zwei Minuten. Das dient lediglich dazu, dich etwas zu zentrieren. Im nächsten Schritt machst du dir für einen kurzen Augenblick den Sauerstoff bewusst, der durch deine Nase einströmt und sich in den Lungen verteilt. Beobachte die Reaktion deines Körpers, wenn du den Sauerstoff, den du einatmest, bewusst in deine Wahrnehmung mit einbeziehst. Die Einatmung vertieft sich reflektorisch automatisch. Das, was in den Fokus der Wahrnehmung gerät, gewinnt an Priorität und gelangt zugleich in unser Bewusstsein, worauf der Körper reagiert. In unserem Beispiel ist der Sauerstoff, den wir einatmen, für das bloße Auge nicht sichtbar, offenbart sich aber über die Wirkung.

Dasselbe gilt, wenn wir unsere Wahrnehmung auf die Schwerkraft lenken. Der menschliche Körper balanciert sich aus, er pendelt sich aus seinen Mustern heraus, kämpft nicht mehr gegen die Schwerkraft an, sondern wird von ihr getragen.

Der Beckenboden – das Zentrum von angesammeltem emotionalem Müll

Nach meiner jahrelangen Tätigkeit als Köpertherapeut vertrete ich die Überzeugung, dass der Beckenboden einerseits den Nährboden für emotionalen Müll darstellt, im umgekehrten Sinne aber auch, wenn davon befreit, sich als eine Quelle unerschöpflicher Kraft erweist, die sich unmittelbar auf die psychische Verfassung eines Menschen zu übertragen vermag. Ich mache die Aussage nicht nur aus der Sicht eines Therapeuten, sondern weil ich diese Erfahrung immer wieder selbst gemacht habe. Hierbei verzichte ich auf einen Exkurs in die anatomischen Strukturen, die den Beckenboden bilden, sondern konzentriere mich auf übergeordnete Eigenschaften dieser Körperregion. Das Becken stellt den Mittelpunkt des Körpers dar und ist der Dreh- und Angelpunkt unseres Gleichgewichtes.

Wenn sich das Becken in einer entspannten Position befindet, wirkt sich dies unmittelbar auf die Statik aus. Wie sich dies direkt auf das Körpergefühl überträgt, möchte ich mittels einer kurzen Übung veranschaulichen.

Übung 5
Beckenstellung und Körpergefühl

Stelle dich etwa hüftbreit hin. Spüre einen Moment, wie sich diese Position für dich anfühlt. Dann kippst du das Becken bewusst nach hinten, wobei die Wirbelsäule sich krümmt. Wie fühlt sich das an? Im Anschluss kippst du das Becken nach vorne, wobei die Wirbelsäule übertrieben gestreckt wird.

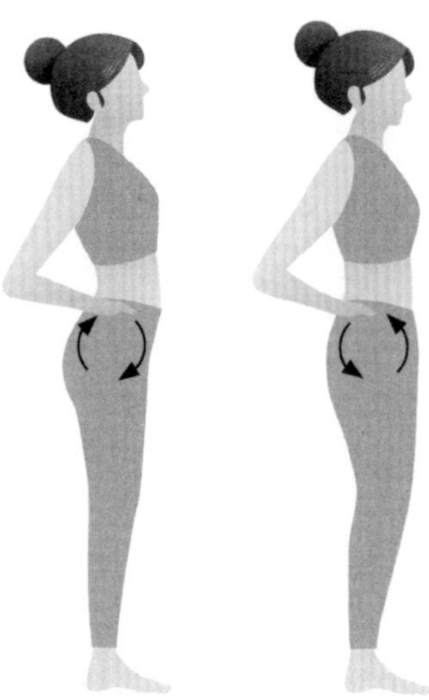

Spüre, wie sich das für dich anfühlt. Du wirst feststellen, dass beide Positionen mit einem unterschiedlichen Körpergefühl einhergehen. Würdest du jetzt eine dieser Körperhaltungen bewusst aufrechterhalten, würdest du feststellen, dass sich diese unmittelbar auf deine emotionalen Empfindungen übertrüge. Die Spannung in der Beckenbodenmuskulatur ist wesentlich für die Stellung deines Beckens verantwortlich und damit auch für deine Statik.

Im Rahmen meiner physiotherapeutischen Ausbildung wurde stets für einen gut trainierten Beckenboden plädiert. In meiner beruflichen Praxis hat es sich allerdings gezeigt, dass gerade die Fähigkeit, den Beckenboden zu entspannen, sich positiv auf die körperliche Statik und das damit gekoppelte seelische Wohlbefinden auswirkt. Diese Erfahrung habe ich ebenso am eigenen Leibe gemacht, und sie wird mir mittlerweile auch von einigen Berufskolleg/innen bestätigt.

Beckenbodentraining mag durchaus seine Berechtigung haben. Aber wie bei allem geht es hierbei um ein ausgewogenes Verhältnis. Darum räume ich der Entspannung des Beckenbodens mindestens so viel Bedeutung ein wie der Fähigkeit, die Beckenbodenmuskulatur anzuspannen, zumindest, weil es den meisten Menschen, die mich in meiner Praxis aufsuchen, viel schwerer fällt, das Becken loszulassen. Einer der Gründe, warum ich der Entspannung des Beckens so viel Bedeutung beimesse, ist der, dass sich im Becken ein elementar wichtiges Kraftzentrum befindet, welches uns in unserem Erdendasein verankert. Ein weiterer Grund ist, dass sich im Becken unsere Sexualorgane befinden und der Mensch in seiner Sexualität sehr verletzlich ist und viele Menschen auf sexueller Ebene traumatisiert sind. Außerdem stellt auch heute noch die Sexualität ein Tabuthema dar, das von Gefühlen wie Scham, Ängsten, Unterdrückung und negativen Glaubenssätzen überlagert wird.

Emotionen haben die Tendenz, in Form von Muskelspannungen zu somatisieren, was dazu führt, dass bei den meisten Menschen der Beckenboden eher dazu neigt, unter Spannung zu sein. Außerdem neigen die Menschen dazu, bei Stress den Kiefer zu verspannen. Dies kann sich funktionell auf die Beckenbodenmuskulatur auswirken. Außerdem tendieren Menschen, die unter Stress stehen, zu einer oberflächlichen Atmung. Das führt dazu, dass der Beckenbereich mit zu wenig Nährstoffen versorgt wird, was zusätzlich eine Verspannung der Beckenbodenmuskulatur begünstigt. Im Beckenboden spiegelt sich also sowohl das körperliche als auch das seelische Wohlbefinden eines Menschen wider. Darum erachte ich das Becken als einen Schlüsselbereich unseres Körpers, über den wir sowohl unser körperliches als auch seelisches Wohlbefinden positiv beeinflussen können. Ein erster Schritt ist, dass wir dem Becken Aufmerksamkeit schenken und es in unsere Wahrnehmung mit einbeziehen.

Übung 6
Beckenentspannung mittels Wahrnehmung und Atmung

Bei der folgenden Übung ist es unerheblich, welche Ausgangsstellung du wählst. Wichtig ist, dass du für einen Moment ungestört bist und deine volle Konzentration auf dein Becken lenkst. Für unser Beispiel wähle ich die sitzende Position. Setze dich bequem hin.

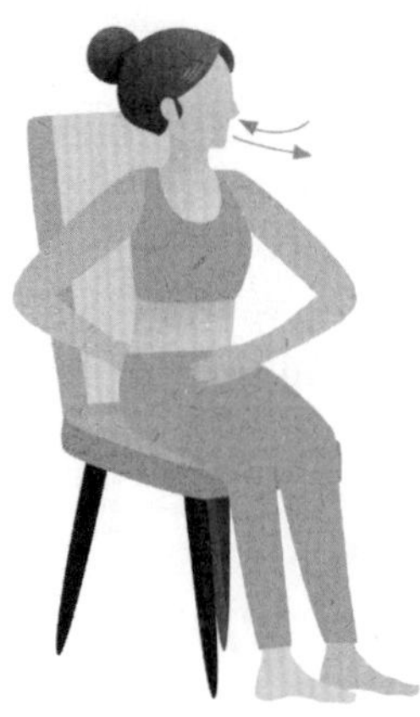

Achte darauf, dass die Füße Bodenkontakt haben. Schließe für einen kurzen Moment die Augen. Im nächsten Schritt wendest du deinen Blick nach innen. Lenke deine Aufmerksamkeit in dein Becken. Spüre Spannungen in deinem Beckenbereich nach, die sich durchaus auch auf deine Wirbelsäule auswirken. Nimm diese Verspannungen nur wahr, ohne sie willentlich verändern zu wollen. Im nächsten Schritt atmest du durch die Nase ein und durch den halb geschlossenen Mund wieder aus. Bleibe hierzu vorerst in einer beobachtenden Position. Dann lenkst du deine Wahrnehmung bewusst in dein Becken und lässt deinen Atem dahin folgen. Du wirst merken, dass der Atem unwillkürlich deinem Fokus folgt, und sich unmittelbar bis ins Becken vertieft. Wende weiterhin diese Atemtechnik an, indem du durch die Nase ein- und den halb geschlossenen Mund wieder ausatmest.

Spüre, wie dein Becken durch die vertiefte Atmung belebt wird. Das Zwerchfell, welches wesentlich an der Bauch-Beckenatmung beteiligt ist, wirkt wie eine Pumpe, die das Becken mit den erforderlichen Nährstoffen und Blut versorgt. Außerdem bewegt sich mit jedem Atemzug das Kreuzbein, was eine sanfte Mobilisation darstellt, was sich ebenfalls positiv auf allfällige Verspannungen im Beckenboden auswirkt. Es empfiehlt sich, eine Hand flächig an deinen Schritt zu legen, wobei die andere gegenüber ans Kreuzbein zu liegen kommt. Dann atmest du mit der beschriebenen Atemtechnik bewusst zwischen deine Hände. So kannst du die feinen Bewegungen in deinem Becken insbesondere am Kreuzbein wahrnehmen. Im nächsten Schritt lenkst du deine Wahrnehmung in den Bereich in deinem Becken, wohin es dich spontan hinzieht. Die Übung kann erweitert werden, indem du, wie oben beschrieben, bewusst in diesen Bereich des Beckens hineinatmest. Zum Abschluss empfehle ich dir nochmals hinzuspüren und wahrzunehmen, wie sich die Beckenatmung auf die zu Beginn wahrgenommenen Verspannungen ausgewirkt hat.

Das Becken – Zentrum der Kraft

Im Becken finden wir, wie schon erwähnt, auf einer übergeordneten Ebene Kraftzentren, die eng mit dem Körper korrespondieren. Es handelt sich hierbei um das Wurzelchakra, das tief im Becken im Bereich des Dammes zwischen Anus und äußeren Geschlechtsorganen gelegen ist, und das Sakralchakra, das wir eine Handbreit unter dem Bauchnabel vorfinden. Den einzelnen Chakren werden charakteristische Merkmale zugeschrieben, die sie verkörpern. Die Chakren stellen Ressourcen dar, aus denen wir Kraft schöpfen. Das Wurzelchakra steht für Erdverbundenheit, Verwurzelung und Urvertrauen. Das Sakralchakra stellt die Quelle von Kreativität, Lebenskraft und sexueller Energie dar.

Traumatische Erlebnisse wirken sich oft blockierend auf diese Aspekte aus und hindern uns, unsere Ressourcen voll umfänglich auszuschöpfen. Außerdem stehen Blockaden in diesem Bereich in einer engen Wechselwirkung zueinander. Blockaden auf den Chakraebenen wirken sich auf die körperliche Ebene aus, und umgekehrt sind Verspannungen im Beckenbereich in der Lage, Störfelder im Chakrensystem hervorzurufen, was das freie Fließen von Lebensenergie behindert. Außerdem gibt es Überlieferungen über die Kundalinikraft, welche sich ebenfalls im Becken befinden soll. Einmal erweckt, soll sie über die Wirbelsäule aufsteigen und durchaus in der Lage sein, transzendente Erfahrungen zu bescheren. Nicht umsonst wird zum Beispiel in Japan dem Becken insbesondere in der Medizin ein besonderer Stellenwert zugeschrieben. Dort heißt es Hara. Wenn sich das Becken im Lot befindet, können unsere Lebenskräfte ungehindert fließen, und wir fühlen uns ausgeglichen und getragen.

Über die Wahrnehmung und Visualisierung unsichtbarer natürlicher Kräfte findet ein Zentrieren und Sammeln statt. Es wird eine Verbindung zu inneren Ressourcen – ich nenne sie Lebenskraft – hergestellt, aus der Kraft geschöpft wird. Das Erleben der Zentrierung und so mit dem Körper und der Erde verbunden zu sein, stellt meines Erachtens überhaupt erst die Voraussetzung dar, den Himmel zu erreichen.

Aus der Wurzel, der Erdverbundenheit tief verankert im eigenen Körper, erheben wir uns aus dem eigenen Sein und erfahren uns jenseits des Körperlichen als spirituelle Wesen.

Körperbewusstsein stellt nach meiner Erfahrung die Voraussetzung für spirituelles Bewusstsein dar. Diese Aspekte stehen in enger Wechselwirkung miteinander. Ohne körperliche Anbindung ist die Gefahr groß, sich in geistigen Sphären zu verzetteln und sich darin zu verlieren. Umgekehrt blockiert eine einseitige körperliche Orientierung den Zugang zu den wahren innewohnenden Kräften des Menschen. Wie ein Baum erst tiefe Wurzeln schlagen muss, um mit seiner Baumkrone in den Himmel zu wachsen und seine Blüten zum Blühen zu bringen, richtet sich der Mensch aus seiner Verwurzelung seines Seins in tiefer Verbundenheit seines Körpers eingebettet in die Schwerkraft auf, um auf Erden das ihm vom Himmel Gegebene zu vollbringen. Unsichtbare Kräfte und Energiestrukturen wirken auf und in uns. Sie sind mit dem bloßen Auge nicht erkennbar, sondern nur über das Spüren und Wahrnehmen erfahrbar. Das Metaphysische verbirgt sich geschickt hinter dem Physischen und wartet nur darauf, entdeckt zu werden.

Wenn diese natürlichen Kräfte wahrgenommen werden, ist es, als würde diesen Aspekten Leben eingehaucht werden, und wir erleben sie nicht mehr getrennt von uns selbst, sondern sie integrieren sich in unser System und werden Teil unseres Bewusstseins.

Eingemittet und zentriert in unserem Körper, tief verwurzelt im eigenen Sein, verdrängt die uns innewohnende Kraft destruktive Gedanken und Emotionen aus den mentalen und emotionalen Gefügen und lassen sie immer mehr verblassen, bis sie letztendlich ihre identifikatorische Verankerung als Verkörperung verlieren. Dies stellt gewissermaßen den Tod des falschen Ichs dar. Es verbildlicht die Auferstehung des wahren Seins. Eingebettet in die Schwerkraft steigen die Lebensenergien über die Wirbelsäule auf, die sich dem Himmel entgegenstreckt, um die spirituelle Kraft verkörpert zum Ausdruck zu bringen. Wie sich der Phönix aus der Asche erhebt, entsteigt der Mensch der materiellen mentalen und emotionalen Anhaftung. Die Kraft, die freigesetzt wird, ist imstande, mentale und emotionale Fesseln zu sprengen, um sich im reinen Sein zu erfahren. Es ist eine Einkehr in die Stille, und zugleich zieht die Stille in das körperliche Gehäuse ein, um jeden Winkel dieses Tempels zu bewohnen und zu beleben.

Diese Erfahrung geht sehr individuell vonstatten und entzieht sich dem rationalen Verstand. In diesem Kontext bekommt für mich die Aussage »Erde zu Erde« eine völlig neue Bedeutung. Denn der Mensch muss nicht warten, bis er auf der Erde das Zeitliche segnet und ein Geistlicher diese Worte am Grabe spricht. Im Gegenteil. »Erde zu Erde« geht für mich mit der Bedeutung einher, nach Hause zu kommen, zu seinen Wurzeln zurückzukehren.

Jeden Tag werden wir beschenkt von der Schönheit der Natur und dem Wunder, welches sich in ihr verbirgt. Die Kräfte, welche die Erde hervorgerufen haben und welche in der Natur ständig wirken, sind auch in uns angelegt. Wir existieren nicht getrennt, sondern sind Teil davon. Wenn die Schwerkraft im Lot durch den Körper fällt, findet eine Synchronisation mit der Erde statt. Der Mensch erfährt sich im Körper verwurzelt. Diese Übereinstimmung mit der Erde bildet das Fundament dafür, dass die Seele ihren Tempel beheimatet. Das Gefühl von Abspaltung weicht und macht einer ganzheitlichen Erfahrung Platz. Eingebettet in die Schwerkraft, richtet sich der Mensch auf und geht hoch erhobenen Hauptes durch das Leben. Nicht aus Stolz, sondern weil er mit dem gegenwärtigen Moment verbunden ist und dieser Augenblick ihn das Weltliche, das über destruktive Gedanken und Gefühle ihren Ausdruck findet, überwinden lässt.

Über die Schwerkraft im Körper verankert zu sein, führt zu einer lebensbejahenden Haltung, die das Individuum über grübelnde Gedanken und einengende Gefühle hinauszuheben vermag.

Das, was uns die alten Schriften überliefert haben und heute durch die Quantenphysik wissenschaftlich untermauert wird, ist nicht nur wenigen Auserwählten vorbehalten, sondern es ist in jedem Menschen als Möglichkeit des Erlebens und der weiteren Entwicklung angelegt. Bei der nächsten Übung balancieren wir den Schwerpunkt des Beckens mittels Wahrnehmung der Atmung und über die Integration der Schwerkraft aus.

Übung 7
Die fallende Kraft, welche die Aufrichtung bringt

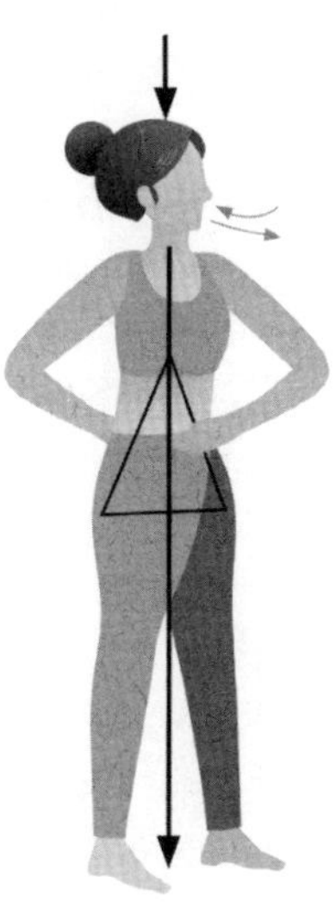

Die folgende Übung wird vorzugsweise im Stehen ausgeführt. Hierzu stellst du dich hüftbreit hin. Führe für dich erstmal eine Bestandsaufnahme durch, ohne diese im Anschluss willentlich beeinflussen zu wollen. Wie stehst du? Haben beide Füße gleichmäßigen Bodenkontakt oder hast du die Tendenz, das Gewicht eher auf einen Fuß zu legen? Stelle fest, ob du irgendwelche Verspannungen in den Unterschenkeln und oder Oberschenkelmuskulatur ausfindig machen kannst. Dann lege dein Augenmerk auf das Becken und den unteren Rückenbereich. Wie fühlt sich diese Körperregion für dich an? Gibt es Stellen, die du festhältst? Wie steht dein Becken im Raum? Wie fühlt sich die angrenzende Wirbelsäule an. Scanne innerlich deinen gesamten Körper weiter ab. Nimm deine Brustwirbelsäule, deine Halswirbel und deinen Kopf wahr. Lenke deine

Aufmerksamkeit ebenso auf deine Arme. Kannst du sie locker pendeln lassen, oder fällt es dir schwer? Nimm dich als Ganzes wahr auch mit deinen Gefühlen.

Was beschäftigt dich? Machst du dir über etwas Sorgen? Dann versuche zu spüren, wie dein Körper auf diese Gefühle reagiert, wenn du innerlich mit ihnen in Kontakt trittst.

Im nächsten Schritt legst du die eine Hand an deinen Schritt, die andere legst du flächig auf dein Kreuzbein. Spüre dich für einen Moment in deinem Becken. Dann atmest du bewusst durch die Nase ein und durch den halb geschlossenen Mund wieder aus. Lenke bewusst deine Atmung in dein Becken zwischen deine Hände. Spüre die Bewegung des Kreuzbeines, die mit der vertieften Atmung einhergeht. Dann visualisierst du vor deinem inneren Auge, wie die Schwerkraft durch deinen Scheitel über die Pyramidenspitze des Brustbeines durch deinen Damm fällt und zwischen deinen Füßen auftrifft. Lasse zu, dass sich dein Körper in seiner Mitte und im Schwerpunkt des Beckens einpendelt. Wenn der Körper sich eingependelt hat, spüre nach und scanne deinen Körper wie zu Beginn noch einmal. Was hat sich verändert? Zu Beginn hat es Sinn, sich ein paar Notizen zu den Erfahrungen zu machen, um im weiteren Übungsverlauf die Unterschiede festzustellen.

Ein Weg zur Gelassenheit

Es bedarf der Übung und der Praxis, um sich selbst dauerhaft im Lot zu halten. Es ist natürlich, dass der Mensch immer wieder in die ihm vertrauten Muster zurückfällt. Das ist aber nicht weiter tragisch. Es ist wie bei allem: Man sollte nachsichtig mit sich selbst sein. Es empfiehlt sich, das Auspendeln in der Schwerkraft spielerisch und mit kindlicher Neugierde zu gestalten. Es ist sowohl eine Entdeckungsreise zu sich selbst als auch ein Weg – ein Weg sowohl zu einem neuen Körperbewusstsein als auch ein Weg zu mehr Gelassenheit. Zudem beschert es die Übenden mit einem umfassenden Verständnis dessen, wie sich körperliche und seelische Aspekte gegenseitig beeinflussen und miteinander zusammenhängen. Irgendwann wird dieser Weg zu einer Lebenshaltung, die man einnimmt, und ist nicht mehr ein gesonderter Weg.

Es kommt zu einer Verlagerung des Schwerpunktes, und dies in einem übergeordneten Sinne. Die Mitte gerät zunehmend in das Blickfeld. Die geistige Instanz des Verstandes verliert ihre allfällige Einseitigkeit und solidarisiert sich über die Verschiebung der Kräfte nach unten mit dem im täglichen Sprachgebrauch sogenannten »Bauchgefühl«. Das rational Logische beugt sich dem Irrationalen, dem nicht in Begriffen Erklärbaren. Zumindest kommt es zu einem stillen Übereinkommen dieser beiden Pole. Das laute Geschwätz im Kopf kommt durch die Einkehr in das eigene gegenwärtige Körpergewahrsein zum Erliegen. Das gegenwärtige Gewahrsein des Augenblicks nimmt seinen Platz ein und das in sich ruhende Körpergefühl verdrängt mentale und emotionale Prozesse. Es entsteht ein Energieausgleich von oben nach unten, was eine Entspannung der Schulter-Nackenmuskulatur und ein Aufrichten des Beckens und eine Streckung der Wirbelsäule zur Folge hat.

Der Mensch fühlt sich geerdet, und über die Empfindung des getragenen Seins kehrt Urvertrauen ein. Es geht ein Aufatmen durch den

Körper, weil es ihm gewährt wird, wieder in den Schoß von Mutter Erde einzukehren und Wurzeln zu schlagen, und die im Körper wohnende Seele erlaubt es sich aus diesem Schutz heraus, sich zu entfalten und auf natürliche Art und Weise in der Körperhaltung auszudrücken. Diese wird nicht aktiv erzwungen, sondern geschieht über ein Gewährenlassen der natürlichen Kräfte.

Ein zwischen Himmel und Erde eingebetteter Mensch lässt sich von der Schwerkraft nicht erdrücken, sondern nutzt diese durch eine gewährende Hingabe zur Transformation und lässt sich von ihr tragen. In Wechselwirkung damit lässt sich der Mensch nicht mehr von äußeren Ereignissen unterjochen, sondern stellt sich ihnen: aufrecht getragen und eingemittet in seinem Sein. Er nimmt Geschehnisse jeglicher Art als eine Chance, sich zu entwickeln und über eigene Vorstellungen hinauszuwachsen. Gelassenheit entsteht dort, wo sich die polaren Kräfte aufheben: in der Mitte. Das Becken bildet ein Zentrum und zugleich einen Dreh- und Angelpunkt, zu dessen Mitte der Mensch immer wieder zurückkehren kann, um sich im Schwerpunkt zu sammeln und über das Einpendeln in die Schwerkraft immer wieder gegen äußere Ereignisse aufzurichten. Gerade die heutige Zeit erfordert von jedem einzelnen von uns, Haltung zu bewahren und nicht an den äußeren Ereignissen zu zerbrechen.

Haltung bewahren bedeutet, uns daran zu erinnern, wer und was wir wirklich sind. Gefühle von Angst, Zweifel oder Ohnmacht, um nur einige zu nennen, können nur durchbrochen werden, indem wir uns in unsere Kraft stellen und uns unseres Potentials bewusstwerden, das in jedem von uns im Verborgenen schlummert. Wir erleben eine Zeit des Aufwachens. Indem wir wieder lernen, auf unser »Bauchgefühl« zu hören und auf es zu vertrauen, indem wir uns mit unseren innewohnenden Kräften verbinden, werden wir uns nicht mehr von unseren Ängsten leiten und verleiten lassen, sondern wir erheben uns über diese begrenzenden und einengenden Gefühle, um mit Mut zu dem zu stehen und zu sein, was uns ausmacht: nämlich liebende soziale spirituelle Wesen, die mit ihrem Licht für andere ein Leuchtturm sein können, an dem sich andere Menschen orientieren, um selbst zu erwachen.

Das Körperliche folgt dem Geistigen

Mittlerweile gibt es keinen Zweifel mehr daran, dass sich mentale Kräfte auf körperliche Strukturen auswirken. So bedient man sich beispielsweise in den unterschiedlichsten Sportdisziplinen insbesondere in Kampfsportarten des mentalen Trainings. Das Körperliche folgt dem Geistigen. Ich möchte hier eine Partnerübung vorstellen, die sowohl mich als auch meine Klienten und Klientinnen immer wieder verblüfft.

Partnerübung mentale Kraft

Bei dieser Übung stehen zwei Menschen eine Armlänge entfernt einander gegenüber, wobei der eine dem Partner/der Partnerin die Hand mit der Handinnenfläche nach oben zeigend auf eine der beiden Schultern legt, wobei der Arm durchgestreckt ist. Die Person, der die Hand auf die Schulter gelegt wurde, versucht auf Kommando mit beiden Händen den Ellenbogen des Partners/der Partnerin mit aller Kraft in die Beugung zu ziehen. Dabei darf die Hand des Partners/der Partnerin den Schulterkontakt nicht verlieren. Die andere Person versucht, mit aller Kraft dagegenzuhalten, wobei die Wahrnehmung auf die Ellenbeuge gerichtet ist. Es wird ein Leichtes sein, den Ellenbogen des dagegenhaltenden Partners in die Beugung zu zwingen.

Im zweiten Durchgang lässt derjenige, der die Hand auf die Schulter des anderen gelegt hat, in seiner Vorstellung den Arm beziehungsweise die Hand weit in den Raum verlängern, während der Übungspartner versucht, den Ellenbogen mit aller Kraft in die Beugung zu zwingen. Es wird nicht gelingen. Probiere es selbst. Und das Erstaunliche ist, dass die Person, die dagegenhält und in ihrer Wahrnehmung den Arm weit in den Raum verlängert, viel weniger Kraft benötigt, um dagegenzuhalten. Diese Übung veranschaulicht wie wirkungsvoll sich mentale Kräfte unmittelbar auf unseren Körper auswirken.

Über die Visualisierung

Durch Visualisierung wird die Wahrnehmung mit einem bestimmten Fokus bestückt. Wahrnehmung beschreibt das Beobachten eines Raumzeitgefüges, wobei die Ausrichtung immer den aufeinander folgenden gegenwärtigen Augenblicken gilt. Die Wahrnehmung kann hierbei einen Raum als Ganzes einbeziehen oder nur auf ein bestimmtes Raumgefüge innerhalb eines Raumes ausgerichtet sein. Dieser Teilbereich gerät dann in den Fokus der Wahrnehmung. Es ist damit vergleichbar, wie man mit der Lupe aus einem Text einzelne Satzfragmente vergrößert, um diese besser lesen zu können. Die Wahrnehmung wird auf ein bestimmtes Objekt kanalisiert, welches einen Teilaspekt eines Ganzen darstellt. Bei einer allgemeinen Wahrnehmung wird auf einen Fokus verzichtet, dadurch kommt es zu einer Art Ausdehnung der inneren Rezeptoren, die wie Antennen agieren, um die gegenwärtigen Augenblicke zu erfassen.

Die Wahrnehmung, von der ich spreche, geht nicht zwangsläufig von den Sinnesorganen aus, sondern geschieht vielmehr durch das Stillwerden, Sich-Einlassen und Erspüren des gegenwärtigen Moments. Der Mensch stellt sich in seiner Gesamtheit auf Empfang ein.

Die zwei folgenden Beispiele der Körperwahrnehmung sollen das veranschaulichen:

Es gibt die Möglichkeit, den Körper als Ganzes als Einheit von Kopf bis Fuß wahrzunehmen. Oder man richtet die Aufmerksamkeit auf einzelne Körperabschnitte und nimmt diese gesondert wahr. Hierbei wird der Fokus etwas enger gefasst.

Man »zoomt« in gewisser Weise einen bestimmten Abschnitt heran. Was in den Fokus der Wahrnehmung gerät, wird Teil des gegenwärtigen Erlebens. Der Rest rückt in den Hintergrund und wird, wenn überhaupt, nur noch verschwommen wahrgenommen.

Wenn du zum Beispiel die beiden Zeigefinger in einem gewissen Abstand in einer Linie vor deine Augen hältst, wobei der hintere Finger den vorderen überragt und du abwechselnd den Fokus einmal auf den vorderen und dann auf den hinteren Finger richtest, wirst du bemerken, dass das Fingerglied, welches fokussiert wird, scharf erscheint. Im Gegensatz dazu, wirst du den anderen Finger, wenn überhaupt, nur noch verschwommen und in seinen Umrissen wahrnehmen.

Probiere es ruhig einmal aus.

Um die Wahrnehmung auf etwas zu richten, was mit bloßem Auge nicht zu erkennen ist, wie zum Beispiel Sauerstoff oder in unserem Fall die Schwerkraft, müssen wir uns mit dem Bewusstsein um dessen Existenz behelfen. Die Bewusstwerdung stellt in diesem Fall den Fokus dar. Dies allein reicht schon aus, um den Impuls auszulösen, die unsichtbare aber dennoch auf uns einwirkende Kraft in unser Erleben zu implementieren. Über die zusätzliche geistige Vorstellungskraft, die Visualisierung, wird der Ort und die Achse definiert, welchen Bereichen der einwirkenden Kraft unsere Aufmerksamkeit geschenkt wird.

Über die Visualisierung nehmen wir Einfluss auf das Erleben. Die menschliche Anatomie und die durch sie vorgegebene Schwerpunktverteilung gibt in gewisser Weise die zu visualisierende Achse vor, wie die Schwerkraft idealerweise durch den Körper fällt, um diesen harmonisch einzupendeln. Die Erfahrung hat gezeigt, dass diese Achse idealerweise durch den Scheitel über die Pyramidenspitze, welche imaginär durch das Brustbein gebildet wird, und durch die Mitte der Basis der Pyramide durch den Damm und letztendlich zwischen den Füßen auftrifft. Dies stellt die Mittellinie des Rumpfes dar.

Körperbewusstsein und Achtsamkeit

Körperbewusstsein drückt sich durch die Haltung aus. Dies geschieht nicht durch ein aktiv erzwungenes Aufrichten, sondern durch ein Sich-auf-seinen-Körper-Einlassen. Erst wenn die Lebensenergien ungehindert durch den Körper fließen, ist dieser in der Lage, diesem Geschehen Ausdruck zu verleihen und sich durch Einbettung der Schwerkraft ökonomisch unverkrampft und unverfälscht aufzurichten. Der Körper muss nicht mehr gegen den Strom, sondern er kann mit dem Strom schwimmen. Der Körper wird durchlässig für das Leben und die Aufgaben, die es mit sich bringt. In einem abgeknickten Wasserschlauch kann das Wasser nicht frei hindurchfließen. Der Fluss ist blockiert. Ebenso ist ein geknickter Körper nicht durchlässig für die Lebensenergien, die ihn im Idealfall durchströmen und ihn mit der notwendigen Vitalität versorgen. Stress und traumatische Erlebnisse sowohl auf körperlicher als auch auf seelischer Ebene hinterlassen Blockaden, welche unsere Gesundheit auf allen Ebenen langfristig beeinträchtigen.

Der menschliche Körper ist zwischen Himmel und Erde eingebunden und mit ständigen Herausforderungen, die das Leben mit sich bringt, konfrontiert. Wie wir auf das Leben antworten, ist abhängig sowohl von unserer physischen als auch psychischen Verfassung. Die Konstitution ist maßgebend dafür, inwieweit wir in der Lage sind, die Reize, denen wir tagtäglich ausgesetzt sind, zu verarbeiten.

Ein im Körper verankerter Mensch gleicht einem Felsen in der Brandung, der äußeren Ereignissen zu trotzen vermag, ohne Stabilität einzubüßen. Ein Mensch, der es versteht, sich durch seinen Körper zu verwurzeln, weist ein hohes Maß an Resilienz auf. Das eigene Sein im Körper zu erleben, erzeugt Selbstbewusstsein. Der Mensch erfährt sich im Körper als Einheit und als Teil seiner Umgebung. Der Körper dient als Gefäß der Seele, deren Aufgabe es ist, sich auf Erden mit den ihr zur Verfügung stehenden und auf sie einwirkenden Kräften zur verwirklichen.

Erst der Körper ermöglicht es uns, uns unserer selbst bewusstzuwerden. Um diese Erfahrung machen zu können, ist es allerdings unerlässlich, dass wir uns mit der eigenen Körperlichkeit auseinandersetzen. Es kommen viele Menschen in meine Praxis, die ihren Körper ablehnen oder Teilbereiche ausklammern. Das sind Menschen, die sich im wahrsten Sinne nicht wohlfühlen in ihrer Haut. Die Auseinandersetzung mit dem Körper ist für manche Menschen ein Akt der Versöhnung mit der eigenen Lebensgeschichte und den daraus resultierten Prägungen. Ein im Körper ruhender Mensch, der sich seiner selbst bewusst ist, nimmt wahr, wie seine Reaktionen auf Lebensereignisse sein körperliches wie auch sein seelisches Wohlbefinden beeinflussen.

Der Körper macht es erst möglich, uns unseres innewohnenden göttlichen Funkens bewusstzuwerden. Die Schwerkraft stellt ein Werkzeug dar, mittels dessen dieser Funke entzündet wird. Einmal entflammt, wirken die uns innewohnenden Kräfte, sie werden Teil unseres Bewusstseins. Wir erfahren, dass wir selbst es in der Hand haben, wie wir auf bestimmte Ereignisse reagieren, und dass wir selbst dafür verantwortlich sind, wie unsere Antwort auf das Leben ausfällt, indem wir unsere Denkgewohnheiten und emotionalen Muster selbstbestimmt beeinflussen.

Wenn wir uns unserer Muster und Gewohnheiten erst einmal bewusst sind, ist der Grundstein dafür gelegt, sie zu verändern. Bewusstsein erfordert Verantwortung, die immer wieder mit einer bewussten Entscheidung einhergeht. Es liegt immer am Menschen selbst, inwieweit er dem Gedankenkarussell und den Gefühlsschwankungen, die ihm offensichtlich nicht guttun, die Kraft gibt, ihn weiter zu versklaven.

Gedanken und Emotionen zeichnen sich durch Ambivalenz aus. Sie haben keine Konstante. Solange wir in uns selbst keine Verankerung, keine dauerhafte Kraft gefunden haben, die uns hilft, uns mittels einer inneren Verankerung diesen mentalen und emotionalen Wellen bewusst entgegenzustemmen, ist es möglich, dass wir unter diesen Wogen zusammenbrechen. Es ist ein Unterschied, ob du dich im Meer immer im seichten Uferbereich befindest und die Möglichkeit nutzt, auf dem Meeresboden zu stehen, oder ob du darauf verzichtest. Im ersten Fall ist es dir möglich, den Wellen standzuhalten und an Ort und Stelle zu bleiben, doch ohne Bodenkontakt bist du den hereinbrechenden Wellen ausgeliefert. In diesem Beispiel bist du dir deiner beiden Möglichkeiten bewusst. Möglicherweise machst du dir sogar ein Spiel daraus. Einmal versuchst du, deine Füße in den Meeresgrund zu graben und erprobst dich darin, dich von den Wellen nicht mitreißen zu lassen. Oder du spielst damit, dass du deine Beine bewusst einziehst und dich von den einbrechenden Wellen forttragen lässt. Oder du watest auf dem Meeresboden so lange voran, bis du allmählich den Bodenkontakt verlierst und die Wellen dir den Boden unter den Füssen vollends wegreißen können. Das letzte Beispiel veranschaulicht nochmals deutlich, wie eine feste Verankerung dafür sorgt, dass wir Wellen standhalten können. Da Gedanken und Emotionen in gewisser Weise auch Wellen sind, lässt sich dieses Beispiel sehr gut auf den Alltag übertragen.

Bewusstsein erweitert die Vielfalt unserer Möglichkeiten und setzt eine Entscheidung voraus, die mit Verantwortung einhergeht. Wenn wir uns äußeren Ereignissen ausgesetzt sehen, die uns aus dem Lot zu bringen drohen, liegt es in unserer Verantwortung, dafür zu sorgen, diesen Zustand wieder zu begradigen.

Bewusstsein wirft uns immer wieder auf uns selbst zurück. Wir können äußere Gegebenheiten nicht ändern, aber die Art und Weise, wie wir darauf reagieren. Das setzt allerdings voraus, dass wir eine gewisse Bereitschaft zulassen, uns immer wieder zu reflektieren. Das heißt, uns immer wieder unsere Reaktionsmuster zu vergegenwärtigen, um sie gegebenenfalls zu verändern. Vielleicht drängt sich hier die Frage auf, warum wir das tun sollten.

Letztendlich sollten wir es uns selbst wert sein, es zu tun. Es geht um einen Akt der Achtsamkeit, den wir uns gönnen sollten. Mit sich selbst achtsam zu sein bedeutet, darauf zu achten, den Kontakt zu sich selbst nicht zu verlieren. Und sollte dies doch einmal geschehen, was in der Natur der Sache liegt, ist es wichtig, sich dafür nicht zu tadeln, sondern einfach diese innere Verbindung zu sich selbst wieder herzustellen. Wenn du den Kontakt zu einer Freundin oder einem Freund verlierst und lange nichts mehr von ihr oder ihm gehört hast, folgst du einem inneren Drang, wieder einen Kontakt herzustellen. Bei sich selbst ist das komischerweise in den meisten Fällen nicht so. Du solltest dir selbst die beste Freundin oder der beste Freund sein und darum bemüht, den Kontakt ständig aufrecht zu erhalten.

Dafür und für dein Wohlergehen ist niemand anderes verantwortlich als du selbst. Es liegt an dir, inwieweit du es zulässt, dich von den Wellen deiner Gedanken und Emotionen mitreißen oder gar überspülen zu lassen. Maßgeblich ist die bewusste Entscheidung.

Achtsamkeit dir selbst gegenüber beinhaltet ein Gewahrwerden deiner Gedanken und die an sie gekoppelten Stimmungsschwankungen. Verantwortung zu übernehmen bedeutet, deine eigene Mitte wiederzufinden und dich in deiner Kraft, die dich wirklich ausmacht, zu spüren und zum Ausdruck zu bringen.

Achtsamkeit dir selbst gegenüber beschreibt einen liebevollen Dialog, der sich aus einem inneren Lauschen und einem darauf stimmigen Antworten zusammensetzt. Achtsamkeit dir selbst gegenüber ist ein Wahrnehmen deiner jeweiligen körperlichen und seelischen Verfassung und diese wertfrei zu respektieren und ernst zu nehmen. Das, was den Geist trübt und den Körper zum Einknicken bringt, kann nur über ein gehöriges Maß an Achtsamkeit bereinigt werden.

Die innere Mitte

Ein eingeknickter Mensch hat seine Mitte verloren, sie ist in gewisser Weise durch die Schwerpunktverlagerung verschoben. Aber die Mitte der geistig-seelischen Verfassung kann über einen veränderten Fokus auf die inneren Ressourcen wiedergefunden werden. Dann liegt der Schwerpunkt nicht mehr auf den zermürbenden Gedanken und aufgewühlten Emotionen, sondern auf den Kräften in uns, die das Aufgewühlte zu glätten vermögen und Prozesse der Regeneration einleiten. Beim eingeknickten Körper kommt die Schwerpunktverlagerung durch eine Schutzhaltung und Verkrampfung zustande, die auf Grund mentaler und seelischer Prozesse hervorgerufen werden. Der Mensch fühlt sich in seinen Prozessen gefangen und nicht in der Lage, sich aufzurichten; dann nämlich würde der Schwerpunkt wieder ins Becken verlagert und die Seele könnte mit einem gesunden Körpergefühl aufatmen.

Über den Fokus auf die Schwerkraft und indem man sie gewähren lässt, ist sie imstande, den Körper wieder in seiner Mitte einzupendeln, worauf die Lebenskräfte wieder in den freien Fluss gebracht werden. Dann kann die Wirbelsäule sich aus ihrer Wurzel im Becken heraus auf natürliche Art und Weise gegen den Himmel strecken. Das zuvor gedrückte Körpergefühl schwindet und gibt einem Gefühl von Aufgerichtetsein und Selbstvertrauen Raum.

Körperhaltung und geistig-seelische Verfassung greifen synchron ineinander, besonders wenn sie sich natürlich einstellt. Ein Loslassen ist gefordert, das Loslassen der Kämpfe, die du im Außen zu führen versuchst. Diese Kämpfe wirst du nie gewinnen. Solange du dich bemühst, gegen äußere Ereignisse anzukämpfen, schwimmst du gegen den Strom. Das gilt auch für Überzeugungen, die andere Menschen dir gegenüber vertreten. Das heißt nicht, dass du deine Meinungen nicht äußern und dafür einstehen solltest. Es bedeutet, dass du den Dialog suchst und dich, wenn dieser nicht zustande kommt, nicht darüber aufregst, sondern es dabei belässt – zumindest für den Moment. Erlaube dir bei solchen Gelegenheiten, dich in dich selbst fallenzulassen. Wende dich dir selbst zu. Lass davon ab, äußere Gegebenheiten – wie verheerend sie dir im Moment auch erscheinen mögen – verändern zu wollen. Einfach indem du deine inneren Prozesse überwindest, wirst du die Welt mit etwas mehr Gelassenheit wahrnehmen können. Diese Gelassenheit findest du in deiner Mitte. Diese Kraft, die aus der Gelassenheit entspringt, beherbergt die transformierende Tatkraft, die in der Welt etwas zu verändern vermag. Aus der Mitte heraus, verankert in deinem unerschütterlichen Sein, agierst du aus deiner Kraft heraus, dann wirkst du authentisch und überzeugend.

Zugleich ruhst du in der Gelassenheit, die dich mit der Flexibilität ausstattet, geschmeidig auf den ständigen Wandel, der jedem Augenblick zugrunde liegt, zu reagieren. Die Energie, die aus deiner Mitte heraus wie ein Licht in die Welt hinausstrahlt, vermag im Funken des Augenblicks überzuspringen und die Lichter der Menschen in deinem Umfeld zu entzünden.

Gelassenheit beschreibt die Fähigkeit, in den Wandel der Welt eingebunden zu sein und die durch die ständigen Veränderungen einwirkenden Kräfte stets ausgleichen zu können. In der Gelassenheit sind Wogen überschießender Energien, die durch Gedanken und Emotionen zustande gekommen sind, in einen ruhenden Pol eingekehrt. Es muss kein Schwerpunkt in der polaren äußeren Welt von Gut und Böse mehr vertreten werden, sondern der Schwerpunkt ruht in der Mitte des Menschen.

Gelassenheit beschreibt die Akzeptanz, dass gewisse Dinge zu einem bestimmten Zeitpunkt nicht geändert werden können, weil es vielleicht noch nicht der richtige Zeitpunkt ist. Gegebene Umstände verändern oder nicht wahrhaben zu wollen, kann nur durchbrochen werden, in dem wir in uns selbst in unsere Mitte kehren und uns dort zentrieren. In der Mitte ruhen wir in dem Vertrauen, dass alles zum gegebenen Zeitpunkt kommt. Das hat nichts mit Gleichgültigkeit zu tun, im Gegenteil.

Ein eingemitteter Mensch ruht in seiner Mitte, erfährt sich über seinen Körper aufgerichtet im Lot und eingebettet zwischen Himmel und Erde und nimmt den gegenwärtigen Augenblick in seiner Wachheit und Präsenz wahr, losgelöst und ungefiltert von Sorgen und destruktiven Gedanken. Aus seiner ruhenden Gelassenheit betrachtet der Mensch äußere Umstände als einen Ausschnitt, einer Momentaufnahme gleich. Die Umstände entspringen etwas großem Ganzen, entziehen sich jedoch unserem Verständnis, münden aber in der Gewissheit, dass alles dem Wandel unterliegt. Es gilt, den Fokus auf den gegenwärtigen Augenblick zu richten, der ebenfalls schon im Begriff ist, sich zu wandeln.

Gelassenheit ist der ruhende Pol in der Mitte, der als Dreh- und Angelpunkt in der Welt des Geschehens fungiert, ohne hierbei an Kraft einzubüßen, die in dieser Haltung Ausdruck findet.

Gelassenheit drückt sich über die Körperhaltung aus, wobei der Schwerpunkt tief im Becken zu finden ist. Diese Haltung schafft die Voraussetzung dafür, dass sich die Wirbelsäule auf eine natürliche Art und Weise aufrichtet. Eine natürliche aufrechte Haltung gewährleistet den freien Fluss der Lebensenergien durch den Wirbelkanal, was den Menschen mit der notwendigen Vitalität versorgt.

Die Körperhaltung spiegelt die dem Menschen innewohnende Lebenseinstellung wider. Diese wiederum unterliegt dem Willen des jeweiligen Individuums. Jeder kann sich immer wieder bewusst entscheiden, das Leben zu bejahen. Dieses Ja entspringt aber nicht bloß dem mentalen Gefüge unserer Gedanken im Kopf, sondern wird über die Erfahrungen der im Körper schlummernden Kräfte in das Bewusstsein eingespeist, bis diesem Ja sein gebührender Platz in unserem Sein eingeräumt wurde und es im Denken, Fühlen und Handeln und in der Körperhaltung seinen Ausdruck findet.

Wenn die Schwerkraft – die unsichtbare Kraft, die Gegenwärtigkeit repräsentiert – im Lot durch den Körper fällt, kann sich der Mensch darin loslassen. Er wird, durch eine natürlich gefundene aufrechte Körperhaltung und eine innere Stabilität gefestigt und sich in seinem Körper spürend, sein wahres Sein, seine wahre Natur zum Vorschein bringen. Diese erhebt sich über die Gedanken und Emotionen. Ein Mensch, der sich in seinen Gedanken und Emotionen verliert, ruht nicht in der Gegenwart.

Die Schwerkraft vermag Gedanken und Emotionen, die sich durch das Verweilen im Gestern oder Zukunftssorgen wie Gewitterwolken zusammengebraut haben, wie ein Blitz zu durchschlagen, weil sie der Inbegriff resultierender Gegenwart ist. Hier haben Vergangenheit und Zukunft keinen Bestand und, mit ihrer Ambivalenz dieser dauerhaften Kraft der Gegenwärtigkeit ausgesetzt, wenig Überlebenschancen. Wie nach einem starken Gewitter die Luft gereinigt und gesäubert ist und die Sonne wieder scheint, so haben sich in der Schwerkraft die Energien zusammengebrauter Gedanken und Emotionen entladen und sind in der allgegenwärtigen Schwerkraft im Funken des Augenblicks zur Ruhe gekommen.

Die Macht der Gewohnheit

Eine Gewohnheit kann ein Verhängnis sein, über das wir immer wieder stolpern und mit dem wir uns selbst im Wege stehen, weil es uns an jeglicher Weiterentwicklung hindert. Gewohnheiten fungieren sozusagen als ins Unterbewusstsein eingeschliffene Muster, die scheinbar ein Eigenleben führen.

Gewohnheiten können uns aber das Leben auch erleichtern, weil sie automatisiert ablaufen, ohne dass wir darüber nachdenken müssen. Es handelt sich hierbei um ein zweischneidiges Schwert, weil diese Automatismen gleichermaßen für die uns fordernden wie für die uns schadenden Muster gelten.

Wie schnell ein Handlungsablauf und dessen Tragweite sich verselbständigt, wurde mir zum Beispiel bewusst, als ich mein Auto für einige Wochen immer am selben Ort unweit meiner Praxis geparkt hatte. Durch Bauarbeiten bedingt, sah ich mich eines Tages gezwungen, das Fahrzeug anderswo in der Nähe der Praxis zu parken. Es ist mir dann einige Tage passiert, dass ich nach dem Verlassen meiner Praxis automatisch den früheren Parkplatz aufsuchte, worauf ich dann den gesamten Weg wieder zurückgehen musste, um zu meinem geparkten Auto zu gelangen, was jedes Mal mit einem erheblichen Zeitverlust verbunden war.

Gewohnheiten sind automatisierte Abläufe in Form von Mustern, derer wir uns unbewusst bedienen, um alltägliche Verrichtungen möglichst ökonomisch und energiesparend auszuführen. Jeder Autofahrer kann sich wahrscheinlich daran erinnern, wie komplex die erforderlichen dicht aufeinanderfolgenden Bewegungsabläufe erschienen, um das Fahrzeug zu bewegen. Heute geschieht dies ohne Anstrengung. Alles wird unbewusst synchron ausgeführt. Und das ist der springende Punkt.

Jeder Lernprozess erfordert unsere volle Konzentration, weil wir die zu lernenden Schritte bewusst ausführen müssen.

Sobald das Gelernte in Fleisch und Blut übergegangen ist, geschehen die Abläufe automatisiert, weil sie weitgehend vom Unterbewusstsein gesteuert werden. Das bedeutet, dass alles, was wir uns irgendwann einmal angeeignet haben, wie auf einer Festplatte im Unterbewusstsein abgespeichert wurde. Wie auf Knopfdruck wird dieses Programm nach Bedarf abgespielt. Wenn wir uns beispielsweise angewöhnt haben, bei jedem Anlass zu grübeln und uns über die Zukunft zu sorgen, wird bei jedem Ereignis, das uns zu Sorgen Anlass gibt, automatisch das Grübelprogramm angeworfen. Das hat damit zu tun, dass in unser Unterbewusstsein noch kein Programm eingespielt wurde, welches das abgespeicherte Programm des Grübelns ersetzen könnte. Es existiert noch kein Ersatzprogramm, weder im Bewusstsein noch im Unterbewusstsein.

Wenn wir über Wahrnehmung, Achtsamkeit und die bewusste Ausrichtung auf die Schwerkraft den Boden dafür bereiten, über die damit einhergehende neu gewonnene Körpererfahrung störende Gedankenmuster und die damit verknüpften seelischen Missempfindung zu durchbrechen, können wir in Betracht ziehen, mit diesen Werkzeugen unser Unterbewusstsein neu zu programmieren. So können wir automatisierte Gewohnheiten, die unser körperliches und seelisches Wohlbefinden beeinträchtigt haben, überschreiben. Dieser Prozess erfordert vor allem die Erkenntnis, dass wir es in der Hand haben und es in der eigenen Verantwortung liegt, Gewohnheiten, die uns schaden, zu verändern. Zudem erfordert es die bewusste Entscheidung, Angewohnheiten verändern zu *wollen*. Von dieser Willenskraft ist es abhängig, ob es gelingt, das Unterbewusstsein mit uns fördernden Verhaltensweisen zu programmieren. Lernen erfordert Disziplin.

Darum ist es nicht damit getan, dieses Buch nur zu lesen. Es ist auch nicht damit getan die beschriebenen Übungen hin und wieder durchzuführen, zumindest nicht am Anfang.

Wenn das neue Programm im Unterbewusstsein richtig angelegt und in unserem Bewusstsein wie im Unterbewusstsein verankert ist, werden wir in der Lage sein, nur durch das bloße Erinnern jederzeit darauf zuzugreifen. Außerdem ist unser Körper mit einem Erinnerungsvermögen ausgestattet, das ihn mit der Zeit immer transparenter und zugänglicher für den Durchfluss der Lebensenergien macht, zu denen ich auch die Schwerkraft zähle.

Dann wird die Absicht allein den notwendigen Impuls setzen, so dass der Körper unmittelbar reagiert und sich in der Schwerkraft einpendelt. Dann ist dieser Prozess automatisiert und existiert abgespeichert im Unterbewusstsein. Allein durch Bewusstwerdung wird dieser Prozess in Gang gesetzt.

Hat der Mensch die in der Schwerkraft aufgerichtete Körperhaltung einmal entdeckt und gegenüber der eingeknickten als wohltuend erfahren, strebt der Körper regelrecht danach, diese Haltung immer wieder einzunehmen, auch wenn aufkommende Gedanken oder Stimmungen versuchen, den Rumpf in alte Muster zu drücken, die dem eigentlich innewohnenden Potential der Persönlichkeit nicht entsprechen.

Mit dem voranschreitenden Lernprozess findet eine Verschiebung der Kräfte im energetischen Informationsgefüge statt: fort von den Gedanken und Emotionen und hin zu den durch die Schwerkraft aktivierten Kräften, die den Körper mit Lebensenergie versorgen.

Der Fokus verschiebt sich immer mehr auf die wahre Natur des Menschen, worauf diese immer stärker in den Vordergrund der Wahrnehmung rückt. Alte Muster destruktiven Denkens und Fühlens durchlaufen einen Transformationsprozess und verlieren an Kraft. Der Mensch sprengt bedrückende und einengende Denk- und Empfindungsgewohnheiten, weil er die Erfahrung macht, es selbst in der Hand zu haben und direkten Einfluss nehmen zu können.

Ein Mensch, der es gelernt hat, sich bewusst in seinem Körper zu verankern und sich über die Erdverbundenheit im Einklang mit der ihn tragenden Schwerkraft in sich gefestigt aufrecht die Aufgaben zu meistern, die ihm das Leben stellt, hat sich ein Stück Freiheit erarbeitet.

Ein Mensch, der gelernt hat, in seiner Mitte gefestigt und aufrecht zu ruhen, hat sich eine Immunität geschaffen gegenüber äußeren Ereignissen, die geeignet wären, einem Menschen, der an seine

Gedanken und Emotionen gebunden ist und ein falsches Ich aufrechterhält, den Boden unter den Füßen wegzuziehen. So gesehen, sind wir selbst unser größter Feind. Wir selbst sind es, die sich immer wieder aus dem Lot bringen. Lebensereignisse lassen sich nicht verändern, aber die Art und Weise, wie wir darauf reagieren. Wir selbst sind es, die es zulassen, dass uns Gedanken und die mit ihnen verknüpften Emotionen zermürben. Wir können niemand anderen als uns selbst für die Haltung, die wir einnehmen, verantwortlich machen. Diese Haltung ergibt sich immer wieder aus unserer Entscheidung.

Diese Entscheidungsfindung unterliegt ebenfalls einem gewissen Training. Je häufiger wir dem uns vereinnahmenden mental-emotionalem Energiekonstrukt die Stirn bieten, indem wir den Körper bewusst in der Schwerkraft einpendeln und aus der inneren Mitte heraus unsere lebensbejahende Haltung auch von innen heraus über die Körperhaltung nach außen bezeugen, um so schneller schließt sich die Lücke zwischen der bewussten Entscheidung und der mit ihr übereinstimmenden Handlung. Das Training könnte sich zu Beginn zum Beispiel so gestalten, dass du dich jedes Mal, wenn du merkst, dass du aus dem Lot gefallen bist, wieder mit Hilfe der Schwerkraft in dir zentrierst. Du wirst feststellen: Je öfter du das machst, um so besser wird es dir gelingen. Das Ziel sollte es dann sein, das Training dahingehend zu entwickeln, dass du unmittelbar in der Situation, die dich aus dem Gleichgewicht zu werfen droht, bewusst die Achse visualisierst, durch welche die Schwerkraft durch deinen Körper wirkt und dich aufrecht, zentriert und geerdet stehen lässt.

Erst das regelmäßige Üben gewährleistet die Automatisierung des Reaktionsmusters auf äußere Ereignisse, in dem Entscheidung und Handlung eins zu eins synchron ineinander übergehen.

In der Praxis bedeutet dies, dass mit zunehmender Übung ein Ereignis keine Bedenkpause mehr erfordert, die uns die Wahl lässt, wie wir darauf reagieren sollten, sondern die Reaktion entspringt unmittelbar aus der neu antrainierten Gewohnheit, die uns bei Geschehnissen jeglicher Art unerschütterlich aufrecht stehen und aus der Mitte heraus agieren lässt.

Bis dahin ist allerdings ein Weg zurückzulegen – ein Weg, den es sich durchaus zu gehen lohnt. Lernen ist immer mit Wachstum und Entwicklung verbunden. Die in diesem Buch beschriebenen Übungen dienen lediglich als Wegweisung, sie beschreiben einen Weg zu dir selbst. Den Weg kannst nur du selbst gehen. Aber ich kann dich ermutigen. Es ist mit Sicherheit ein sehr spannender Weg, und du wirst erstaunt sein, was alles möglich ist. Veränderung beginnt nicht außerhalb von dir, sondern in dir selbst.

Der aufrechte Mensch

Ein aufrechter Mensch zeichnet sich durch Rückgrat aus. Es ist dies ein Ausdruck von Authentizität und Integrität. Hier ist ein Mensch, der sich seines eigenen Seins bewusst ist und unerschütterlich darin verwurzelt ruht. Ein aufrechter Mensch hat auf dem Weg seiner Selbstfindung jegliche konditionierten Anpassungsmuster abgelegt und verbirgt sich nicht mehr hinter irgendwelchen Masken, die er einst glaubte, aufsetzen zu müssen, um gesellschaftsfähig zu sein. Ein aufrechter Mensch duckt nicht vor Mitmenschen, die eine autoritäre Rolle eingenommen haben, weil ein Ducken nicht mehr der inneren Standfestigkeit entspricht, die mit einer in sich gefestigten verwurzelten aufrechten Haltung einhergeht. Umgekehrt enthält sich ein aufrechter Mensch, eine ihm aufgetragene autoritäre Rolle zu missbrauchen. Denn das würde der geradlinigen aufrechten Haltung des erdverbundenen, in seinem Sein verwurzelten Menschen widersprechen, weil das Herabschauen auf einen Mitmenschen einen Knick oben in der Wirbelsäule verursacht, was ein Herausfallen aus dem Lot und der inneren Mitte verursacht.

Der Mensch fällt aus dem Lot, weil er seine Aufrichtigkeit gegen das Ego ausgetauscht hat, welches nicht seiner wahren, ihm innewohnenden Natur entspricht.

Ein aufrechter Mensch schaut weder zu einem seiner Mitmenschen auf, noch nimmt er sich heraus, auf eine andere Person herabzublicken, weil beides nicht der Mitte entspricht.

Der Mensch, der eingebettet in die Schwerkraft und in der Erde verwurzelt aus der Mitte seines Seins aufrecht im Leben steht, begegnet seinen Mitmenschen auf Augenhöhe, weil dies seiner aufrichtigen Haltung entspricht.

Der aufrechte Mensch definiert sich nicht über Konkurrenzdenken gegenüber seinen Mitmenschen, da ihn dieses dem Streben nach seinem geistigen Ebenbild und seiner inneren Verwurzelung entreißen würde.

Ein in sich verwurzelter Mensch, der zwischen Himmel und Erde eingebettet und durch die Schwerkraft mitten im Leben steht, ist sich selbst bewusst und handelt stets selbstbestimmt und nicht fremdbestimmt. In sich gefestigt, schöpft der aufrichtige Mensch aus der Kraft des Urvertrauens, die ihm durch die Erdverbundenheit und die damit einhergehende Körperhaltung zuteilwird. Erfüllt von dieser Kraft steht der aufrechte Mensch für seine Werte ein, ohne sie seinen Mitmenschen überstülpen zu wollen, da er nicht die Bestätigung seines Gegenübers braucht, um sich in sich selbst gefestigt zu fühlen. Umgekehrt kann der aufrichtige Mensch die Standpunkte und die von anderen Menschen vertretenen Meinungen respektieren, da das aus dem erdverbundenen verwurzelten entsprungenen Sein und das daraus resultierende Bewusstsein alle Wahrheiten einschließt und reines Bewusstsein naturgegeben grenzenlos ist, allem seinen Platz einräumt und somit einen Ausschluss von vornherein ausschließt.

Wie die Baumkronen sich nicht gegen den Wind stemmen, sondern gerade die Verwurzelung des Stammes ihre Biegsamkeit gewährleistet, muss ein aufrichtiger Mensch nicht auf seiner Meinung beharren, weil ihn diese Haltung starr und unflexibel gegenüber anderen Ansichten machen würde. Das entspricht einem in seiner Mitte ruhenden Menschen nicht, weil gerade die Verwurzelung in der Mitte die Flexibilität in alle Richtungen zulässt. Das steht jedoch nicht im Widerspruch damit, dass sich der in der Schwerkraft eingemittete, aufrecht gehende Mensch stets treu bleibt. Würde er sich selbst nicht treu bleiben, wäre das ein Schritt aus der inneren gefestigten Aufrichtigkeit heraus, was den Menschen unweigerlich aus dem Lot fallen ließe.

Aufrichtigkeit beschreibt den Ausdruck eines an die innewohnende natürliche Kraft angebundenen Menschen, der tief in seinem Inneren die Erkenntnis gewonnen hat, dass wir uns nicht voneinander unterscheiden, sondern alle gleichen Ursprungs sind.

Aufrichtigkeit steht in diesem Zusammenhang für eine Vielzahl von Begriffen, die ein menschenfreundliches und naturverbundenes Handeln zum Ausdruck bringen.

Der aufrechte Mensch versteht es, sich in Anlehnung an die Schwerkraft aus den Anhaftungen an die Welt zu lösen, um aus dem getragenen Sein heraus in der Welt zu wirken. Der in der Schwerkraft eingebundene aufrecht gehende Mensch versteht es, aus der so gewonnenen inneren Kraft die Geschehnisse der äußeren Welt mit der so gewonnnenen Gelassenheit achtsam zu betrachten und unerschütterlich in seinem Sein verankert zu bleiben, ungeachtet dessen, was passieren mag.

Der zwischen Himmel und Erde in der Schwerkraft eingebettete Mensch streckt sein Haupt auf natürliche Art und Weise dem Himmel entgegen, als Ausdruck der Erleuchtung seines Geistes, welche die Erkenntnis in sein Bewusstsein trägt, dass die Erscheinungen der äußeren Welt vergänglicher Natur sind, während das Erleben und körperliche Empfinden der Gegenwärtigkeit, deren Repräsentantin und Botschafterin die Schwerkraft ist, den Menschen eintauchen lässt in die Geheimnisse des Lebens, die nur aus der Verankerung im eigenen Sein mit der damit einhergehenden Verwurzelung mit der Erde jenseits des Denkens erfasst werden kann. Er versinnbildlicht den bewusstgewordenen Menschen, was – wie beim Buddha – die Erde bezeugt. Oder wie schon Jesus uns gesagt hat: Das Paradies kommt nicht zu dir, sondern existiert bereits in dir. Buddha, Jesus oder Gandhi haben den Himmel auf die Erde gebracht und es über das ihrem Körper innewohnende Sein zum Ausdruck gebracht. Dieses tiefe in jedem Menschen schlummernde Potential bleibt nicht nur einigen wenigen Auserwählten vorbehalten, sondern ist in jedem einzelnen von uns angelegt.

Vielleicht denkst du jetzt, das sei weit hergeholt, doch das ist nur ein Ausdruck jenes Denkens, welches deine Möglichkeiten einschränkt. Die genannten Beispiele sollen dir vor Augen führen, was alles möglich ist.

Das eigene Bewusstsein erweitert sich mit den Erfahrungen, die einen in der Schwerkraft eingemitteten Menschen mit seinen innewohnenden Kräften in Berührung kommen lässt. Das lässt ihn im wahrsten Sinne auferstehen und ihn über das, was er bisher für sein eigenes Ich gehalten hat, hinauswachsen. Das spiegelt sich in seinem Ausdruck und in allem, was er tut, und in seiner Körperhaltung wider.

Öffne deinen Geist dafür, dass alles möglich ist. Darüber weitest du den Raum in dir, um möglich zu machen, was du bisher für unmöglich gehalten hast.

Kindheit

Jesus hat seine Anhänger aufgefordert, wie die Kinder zu sein. Diese kindlich neugierige, offene Haltung erlaubt es uns, die über Jahre angewöhnten beschränkenden Denkmuster zu erkennen und die dadurch selbst auferlegten Grenzen auszuloten. Zugleich können wir über neugewonnene Erfahrungen auf spielerische Art und Weise die Grenzen ausdehnen, bis sie vollends aus dem Weg geräumt sind. Kinder leben Unmittelbarkeit, die sie über ihre geschmeidigen Bewegungen zum Ausdruck bringen. Diese Anmut ist nicht auf ihre physische Konstitution zurückzuführen, sondern entspricht ihrer geistig unbekümmerten Haltung, mit der sie dem Leben begegnen. Kinder treten dem Leben noch unvoreingenommen gegenüber und lassen es ungefiltert durch sich hindurchfließen, weil sie an ihr natürliches Sein angebunden und entsprechend im Lot sind. Aus dieser Leichtigkeit heraus, bewegen sie sich mühelos in der Achse der Schwerkraft.

Kinder legen ebenso ein anmutiges und geschmeidiges emotionales Reaktionsmuster an den Tag, welches synchron mit dem körperlichen Ausdruck verläuft. Kinder geben ihren Emotionen ungefiltert Ausdruck.

Das funktioniert, solange die Kinder noch nicht den gesellschaftlich auferlegten Zwängen unterliegen und durch die daraus resultierenden Prägungen angelernten, konditionierten Mustern folgen, um in der westlichen Leistungsgesellschaft zu funktionieren. Darüber haben sie den Kontakt zu sich selbst verloren. Wie sich allein die kulturelle Herkunft und die jeweilige Erziehungsphilosophie auf Bewegungsabläufe, Körperhaltung, Gestik und Verhalten der Kinder auswirkt, konnte ich auf einer meiner Reisen beobachten. Dies hat mich nachhaltig beeindruckt und ist mir bis heute in Erinnerung geblieben. Der Kontrast zwischen Bali und den USA hätte größer nicht sein können.

In der balinesischen Kultur geht man davon aus, dass Kinder die wiedergeborenen Lehrer und Meister der Erwachsenen verkörpern.

Entsprechend ist der Umgang mit den Kindern dort. Das Gefälle zwischen Groß und Klein oder Kind und Erwachsenem scheint auf Bali nicht zu existieren. In der balinesischen Kultur lassen sich die Erwachsenen von der Kleinwüchsigkeit der kindlichen Körper nicht täuschen. Vielmehr erkennen sie, dass sich die Seelen, welche die kleinen Körper bewohnen, an Größe und innewohnender Weisheit nicht von denen der Erwachsenen unterscheiden. Diese auf Bali kulturell verwurzelte Betrachtungsweise spiegelt sich deutlich in der dort verankerten Erziehung wider, die sich deutlich von den bei uns im Westen gängigen Erziehungsmodellen unterscheidet.

Während man im Westen eher von Erziehungs*maßnahmen* sprechen sollte, werden auf Bali lediglich Rahmenbedingungen für Seelen geschaffen, die den kindlichen Körper bewohnen. Dieser Rahmen erlaubt es ihnen, sich von vornherein voll zu entfalten. Der Fokus und die Prioritäten werden auf Bali von vornherein auf das dem Kind in die Wiege gelegte Potential gelegt, während im Westen die Kinder schon sehr früh über Leistung definiert werden.

Der balinesische Erziehungsstil gründet auf dem Wissen des im Körper lebenden Seins, im Westen hingegen auf dem Denken, dass aus dem Kind etwas werden muss. Während auf Bali das Augenmerk auf die im Kinde innewohnenden Kräfte gelenkt wird, die es zu bewahren gilt, legt man im Westen die Aufmerksamkeit auf die Formung eines gesellschaftsfähigen Kindes. Den balinesischen Kindern wird von Anbeginn ebenbürtige Mündigkeit zugesprochen. Ihnen wird die Möglichkeit, die eigenen Bedürfnisse selbstbestimmt zu äußern, nicht beschnitten. Das ist bei uns im Westen eher das Gegenteil.

Nirgendwo auf der Welt habe ich so von Selbstbewusstsein strotzende Kinder erlebt wie auf Bali. Sie sitzen bei den Erwachsenen mit aufgerichteter Wirbelsäule am selben Tisch und wirken in ihrer Mitte so gefestigt und legen beim Sprechen und Gestikulieren und in ihrer Haltung eine solche Reife an den Tag, dass kein Zweifel aufkommt, dass diese kleinen Körper von großen Seelen bewohnt werden und sie sich dessen bewusst sind. Da wäre es anmaßend zu behaupten, diese Wesen seien in ihrer mitgebrachten Entwicklungsstufe den Erwachsenen unterlegen.

Der Umgang mit unsichtbaren Kräften

Bei meinem Aufenthalt auf Bali ist mit aufgefallen, dass in der balinesischen Kultur die Akzeptanz und der Umgang mit unsichtbaren natürlichen Kräften einen hohen Stellenwert hat. Dies widerspricht westlichen Kulturen, die dem, was der rationale Verstand zu begreifen vermag, mehr Bedeutung beimessen. Allerdings ist heute eine Verschiebung zu einer Akzeptanz des Unsichtbaren auch bei uns in den industrialisierten Ländern zu beobachten.

Im Nachhinein betrachtet, hat der Aufenthalt auf Bali mich und insbesondere meine Arbeit als Physiotherapeut und Körper-Coach nachhaltig geprägt. Auf Bali wurde ich das erste Mal Zeuge der Existenz unsichtbarer Kräfte und wie stark diese in unmittelbarer Wechselwirkung mit unserem Körper stehen und diesen zu beeinflussen vermögen. Diese Faszination hat mich bis heute nicht losgelassen.

Das erste Erlebnis, das mit einer tiefgreifenden Körpererfahrung einherging, hatte ich dem Umstand zu verdanken, dass ich im Laufe des Bali-Aufenthalts hohes Fieber bekam. Ein paar Tage bevor sich mein Gesundheitszustand wie aus dem Nichts verschlechtert hatte, erzählte mir mein balinesischer Gastgeber, bei dem ich für einige Zeit untergekommen war, dass er über die Fähigkeit verfüge, Fieber zu heilen. Im Nachhinein frage ich mich, ob mein Gastgeber hellsichtig war. Denn es machte beinahe den Eindruck, als habe er vorausgesehen, dass ich hohes Fieber bekommen würde. Als mich das Fieber ereilte, entschloss ich mich kurzerhand, den Heiler direkt darauf anzusprechen und ihn um Hilfe zu bitten. Er erklärte sich bereit.

Mein Gastgeber verdunkelte den Raum, in dem ich lag, bat mich, meine Augen zu schließen und legte mir seine Hände seitlich an den Kopf. Was dann passierte, werde ich in meinem gesamten Leben nie mehr vergessen. Eine Kraft erfasste meinen Körper, die so stark war, dass sie ihn regelrecht durchschüttelte. Danach schien es mir, als würde ich in einen inneren Raum abtauchen, in dem es ganz still war und der mich mit einem inneren Frieden erfüllte. Dieser Zustand sollte noch einige Tage andauern. Das Händeauflegen hatte nicht länger als eine Minute gedauert, wobei ich jegliches Zeitgefühl verloren hatte. Nach dieser Heilsession fiel ich in einen etwa zweistündigen tiefen Schlaf. Als ich erwachte, fühlte ich mich bereits viel besser. Kurz darauf war zu meinem Erstaunen das Fieber ganz weg. Außerdem fühlte ich mich zutiefst mit der Erde verbunden. Mein Geist war wach und in einer Präsenz, die mich meine Umgebung in einem bislang unbekannten Ausmaß intensiv wahrnehmen ließ.

Am nächsten Tag bedankte ich mich bei meinem Gastgeber für diese eindrückliche Behandlung. Ich fragte ihn, was und wie er das gemacht habe. Dabei wusste ich, dass ich es, wenn er es mir erklärte, mit meinem Intellekt ohnehin nicht verstehen würde. Der Heiler beantwortete mir die Frage mit einem kurzen Satz: »Back to the Roots« (zurück zu den Wurzeln). Zugleich lud er mich ein, an diesem Morgen seinem Training beizuwohnen. Was ich danach erlebte und mit eigenen Augen sehen durfte, verblüffte mich zutiefst. Es war das zweite Erlebnis, welches mitverantwortlich dafür war, mich in meinem Leben intensiv damit auseinanderzusetzen, wie Körper und Geist sich gegenseitig beeinflussen und eine Einheit bilden.

Ich begleitete meinen Gastgeber zu dem Platz, an dem sein erwähntes Training stattfinden würde. Als wir das Trainingsgelände, eine palmengesäumte Lichtung, erreichten, hatten sich bereits viele Einheimische versammelt. Der Platz strahlte eine ungeheure Kraft aus, die ich körperlich förmlich spüren konnte. Außerdem tauchte die aufgehende Sonne den Ort in ein goldenes Licht, das dieser Trainingsstätte eine magische Wirkung verlieh.

Neugierig und gespannt darauf, was sich ereignen würde, beobachtete ich das bunte Treiben, welches still und ohne irgendwelche Hektik vor sich ging.

Bevor es losging, stellten sich die Menschen, Frauen wie Männer, in einer Reihe auf und schienen sich innerlich zu sammeln und zu zentrieren. Danach rannten sie nacheinander zu dem einen Ende der

Lichtung, wo sie alle einer nach dem anderen wie gegen eine unsichtbare Wand prallten und in einem hohen Bogen in einem Rückwärtssalto zurückgeschleudert wurden, ehe sie wieder festen Boden unter den Füßen gewannen und sicher in den Stand gelangten, als wäre nichts geschehen. Das wiederholten die Menschen, die sich hier versammelt hatten, einige Male hintereinander.

Auch mein Heiler nahm an dem Training, wie er es nannte, teil. Danach setzten sich alle im Kreis im Lotussitz hin. Mein Gastgeber forderte mich auf, es ihm gleichzutun und mich zwischen ihn und einen anderen Einheimischen zu setzen. Nachdem ich mich auf den nackten Boden gesetzt hatte, folgte ich der Anweisung, die Augen zu schließen und in mich hineinzuspüren. Ich gewann immer mehr den Eindruck, auf einem Magneten zu sitzen, so stark empfand ich die Anziehungskraft der Erde. Ich fühlte eine Verbundenheit mit der Erde und all den Menschen, unter denen ich saß, dass mir die Tränen über die Wangen liefen. Wie durch eine unsichtbare Kraft gezogen, streckte sich meine Wirbelsäule gegen den Himmel. Obwohl mir der Lotussitz damals nicht geläufig war und mir diese Haltung anfangs Unbehagen bereitete, wich das körperliche Missbehagen allmählich und machte dem Gefühl von einem unendlichen inneren Raum Platz. Ich vergaß Zeit und Raum, und mein Geist war wach und präsent, wie ich es am Tag zuvor nach der Heilungssitzung mit meinem Gastgeber erlebt hatte. Das Zeitraumgefüge von Gestern und Morgen schien sich aufzulösen. Für mich existierte nur noch der gegenwärtige Augenblick, dessen Ausdruck Stille war. Schließlich wurde die Meditation durch den Gongschlag eines Balinesen beendet, der für das Schlagen des Gongs bei Beendigung der Meditation auserkoren worden war.

Selten hatte ich mich so vital und frisch gefühlt wie nach dieser Meditation. Ein Seitenblick zu meinem Gastgeber wurde mit einem anerkennenden Lächeln quittiert, was zugleich das Zeichen dafür war, zurück zu seinem Haus aufzubrechen. Auf unserem gemeinsamen Rückweg sprach keiner von uns ein Wort. Es bedurfte auch keiner Worte. Ich genoss es, von einer tiefen Stille erfüllt zu sein. Ich brauchte keine Erklärungen für das, was ich erlebt hatte. Ich verspürte kein Bedürfnis zu reden. Es war mir sowieso nicht möglich, das Erlebte mit meinem Verstand zu begreifen. So zog ich es vor, die Geschehnisse, ohne viel Aufhebens davon zu machen, still für mich zu verarbeiten und letztendlich als Erinnerung in meinem Herzen zu bewahren. Mir wurde ein weiteres Mal der selbstverständliche Umgang des balinesischen Volkes mit den für uns unsichtbaren Kräften bewusst. Diese natürlichen Kräfte machen tagtäglich ein Teil ihres Erlebens aus.

Das Unsichtbare zeigt sich nicht durch eine Form, sondern durch seine Wirkung, derer sich die Balinesen und auch andere naturverbundene Völker bewusst sind und die sie in ihrem Alltag kultivieren.

Diese in sich ruhende aufrechte Haltung und die damit einhergehenden anmutigen Bewegungen konnte ich auf Bali nicht nur bei den Kindern beobachten, sondern ebenso bei den Erwachsenen, insbesondere wenn sie ihrer Haltung, die sie auch dem Leben gegenüber verkörpern, beim Tempeltanz Ausdruck verliehen. Es gab zahlreiche kulturelle Anlässe, an denen ich teilnehmen durfte, die mir veranschaulichten, dass der Mensch aus mehr als nur Fleisch und Blut besteht und in das Geheimnis des Lebens eingebettet ist. Das gilt es zu erforschen und letztendlich für die eigene Weiterentwicklung zu nutzen. Bei meinem Aufenthalt auf Bali gewann ich den Eindruck, es gehöre beim balinesischen Volk schon beinahe zur heiligen Pflicht, die inneren Ressourcen zu hegen und zu pflegen. Das, was die Erwachsenen bei ihren eigenen Kindern förderten, dem schenkten sie bis ins Erwachsenenalter ihr besonderes Augenmerk. Über diesen Weg bewahren diese weisen Menschen ihre eigene Kindlichkeit bis ins hohe Alter. Sie ruhen in der Mitte, halten sich auf natürliche Art und Weise aufrecht, bewegen sich eingebunden zwischen Himmel und Erde in der Achse der Schwerkraft, anmutig und leicht. Diese natürlich anmutende kindliche Leichtigkeit und Unbeschwertheit finden ihren Ausdruck in allem, was sie tun.

Frühkindliche Prägungen

Das Kind ist von Anbeginn an symbiotisch mit seiner Mutter verbunden und durchläuft im Mutterleib die ersten Entwicklungsstadien. Wenn Stimmungsschwankungen in der Lage sind, unweigerlich eine körperliche Reaktion hervorzurufen und langfristig sogar ernsthafte somatische krankhafte Symptome hervorzurufen, ist es naheliegend, dass sich emotionale Wellen auch über den zellulären Verbund von der Mutter auf den heranwachsenden Fötus übertragen kann. Da stellt sich schnell die Frage, wie ein stets in sich ruhender Geist oder eine von Angst und Hektik geplagte Persönlichkeitsstruktur vorgeburtlich als unterschiedliche Prägungen in das System des heranwachsenden Geschöpfes eingravieren.

Nach meinem Bali-Aufenthalt beobachtete ich in Kalifornien eine Mutter, die sich mit ihrem Kind am Strand aufhielt. Die Angst der Mutter schien regelrecht auf das Kind überzuschwappen, was sich beim Kind durch hochgezogene Schultern und einen hölzernen unsicheren Gang äußerte. Dies stellte einen enormeen Kontrast dar zu dem, was ich auf Bali erlebt hatte. Mir wurde in dem Moment die Tragweite bewusst, wie jeder einzelne eine Verantwortung sich selbst gegenüber hat, aber auch gegenüber den Kindern, welche sich im unmittelbaren Umfeld aufhalten. Diese sind unseren Stimmungen schutzlos ausgeliefert und saugen diese wie einen Schwamm auf. Allenfalls übernehmen die Kinder mit der Zeit unsere Gewohnheiten. Sie entwickeln Schutzmechanismen in Form von Mustern oder, um sich die Gunst ihrer Eltern zu erheischen, konditionierte Anpassungsstrategien.

Der Ursprung der Entwurzelung des Menschen ist in der Kindheit zu suchen. In den kindlichen Phasen verlieren die meisten Menschen den Kontakt zu ihrer innewohnenden wahren Natur. Die ursprünglich unbekümmerte Lebensart der Kinder und die damit verknüpfte Haltung wird schleichend durch Prägungen überschrieben. Die ursprüngliche Verwurzelung verkümmert immer mehr. Gedanken, Emotionen und Vorstellungen, wie die Welt zu sein scheint oder zu sein hat, halten immer mehr Einzug in das Bewusstsein der kleinen Menschen. Sie richten ihren Fokus darauf, dem Bauplan eines auferlegten falschen Ichs nachzukommen und ihn über die Identifizierung im Unterbewusstsein zu verankern. Hierbei findet eine Verschiebung der Kräfte nach oben statt. Es kommt zu einem Fokus und einer gewissen Fixierung in diesem neu definierten Schwerpunkt im Kopf-Schulter- und Brustbereich, dessen Zonen stark mit dem Denken und Fühlen korrespondieren. Zugleich findet durch die vernachlässigte Aufmerksamkeit und Wahrnehmung im Beckenbereich eine Verkümmerung statt, insbesondere weil dieses Körperareal bei vielen Menschen wegen der Sexualität, die dort angesiedelt ist, auch heute noch tabuisiert wird.

Training

Ein Muskel, der lange Zeit nicht benutzt worden ist, unterliegt einem Kraftverlust, den andere Muskelgruppen kompensieren müssen. Hier spricht man von einer muskulären Disbalance, die es zu beheben gilt, um einen ökonomischen gesunden Bewegungsablauf zu gewährleisten. Das kommt nur durch ein gezieltes regelmäßiges Training mit für die betroffenen Muskelgruppen konzipierten Trainingsgeräten oder gezielten Übungen zustande.

Die Orientierung auf den oberen Körperbereich und die damit einhergehende Verlagerung des Schwerpunktes dorthin, stellt eine Kompensation der verlorengegangenen Mitte und Verankerung im Mittelpunkt des Körpers im Becken dar. Damit geht die Anbindung an die innewohnenden natürlichen Kräfte verloren. Dies ist ebenfalls eine Disbalance, die eine Kompensation zur Folge hat und Training erfordert, um das Ungleichgewicht aufzuheben. Ein entsprechendes Training könnte sich in diesem Fall zum Beispiel so gestalten, sich jeden Morgen nach dem Aufstehen bewusst in der Schwerkraft einzupendeln, wie es im Buch beschrieben ist. Das Gute daran ist, dass es nie zu spät ist, mit diesem gezielten Training zu beginnen. Das liegt daran, dass die strukturellen Verhältnisse und Grundvoraussetzungen, die es erlauben, mit einem gesunden Training zu beginnen, immer vorhanden sind.

Wenn es darum geht, die körperliche Fitness zu kultivieren, um am Strand eine gute Figur zu machen oder einem allgemeinen Trend zu folgen, was manchmal in einen richtigen Körperkult ausartet, scheuen manche Menschen keine Mühe. Auch dies kann Ausdruck einer Kompensation sein. In diesem Fall sucht der Mensch den Halt und die Anerkennung über das Aussehen oder den Beifall, der ihm durch exzessiv betriebenen Sport zuteilwird. Wir haben es mit einer Entwurzelung zu tun, die durch sportliche Leistung und gutes Aussehen und die so erlangte Anerkennung kompensiert wird. Dann wiederum gibt es Menschen, die das Training für körperliche Gesundheit und allgemeine Fitness nutzen, und wieder andere, die gezielt eine Physiotherapie aufsuchen, um nach Operationen die Muskulatur wieder auf Vordermann zu bringen oder unter Anleitung das Training nutzen, muskuläre Disbalancen auszugleichen. Auch wenn die Zielsetzung sich bei den genannten Beispielen jeweils unterscheidet, haben sie eines gemeinsam: Ungeachtet der Motivation, die dahintersteht, sind die Menschen gewillt, den Aufwand, der mit jeder Art Training einhergeht, auf sich zu nehmen. Diesem Willen ist ein Warum vorgeschaltet.

Der Mensch besitzt die Eigenheit, rationale Erklärungen anzuführen, um abzuwägen, ob es sich lohnt, etwas Bestimmtes zu tun. Es ist menschlich und auch durchaus legitim, jeweils das Verhältnis von Aufwand und Nutzen für sich abzuwägen.

Der Mensch muss für sich einen Sinn erkennen, auf dem sein Handlungsimpuls basiert. Erst im Erkennen eines Sinnes erwächst die Motivation, einen gewissen Aufwand auf sich zu nehmen. Je größer der Nutzen gesehen wird, um so stärker ist die Motivation und der Wille, einen Aufwand zu betreiben. Selbst wenn eine Sinnhaftigkeit erkannt wird, fällt es uns manchmal schwer, uns zu motivieren, weil jede Art von Training mit einem gewissen Maß an Eigenverantwortung einhergeht, die uns immer wieder aus der gemütlichen Komfortzone herauszulocken versucht. Dabei geht der innere Kampf, der hier geführt wird, nicht selten zu Gunsten der Gemütlichkeit und Bequemlichkeit aus.

Darum hat es sich als hilfreich erwiesen, die Antwort auf das Warum in schriftlicher Form gut sichtbar aufzuhängen, um sich die Sinnhaftigkeit immer wieder vor Augen zu führen und sich selbst zu motivieren.

Solange die Sinnhaftigkeit ihre Existenz nur in unserem Intellekt fristet, mag sie zu Beginn Motivation genug sein, um aktiv zu werden. Langfristig gesehen muss die Vorstellung des Nutzens aber durch das Erleben und die körperliche Erfahrung untermauert werden, damit das Erkennen der Sinnhaftigkeit, aus der die Motivation entspringt, Teil unseres Bewusstseins wird. Nicht das Denken allein, sondern erst die Handlung mit der einhergehenden körperlichen Erfahrung bewirkt eine nachhaltige Veränderung.

Erst über das Erleben sind wir imstande, unseren Horizont über den bisherigen angesammelten Erfahrungsschatz auszudehnen und das Bewusstsein zu erweitern. Darüber festigen wir uns in unserer Motivation und stärken den Willen, ein bestimmtes Training oder eine Übung regelmäßig auszuführen. Denn durch die körperliche Erfahrung haben wir die Erkenntnis gewonnen, dass es uns zugutekommt und das Leben in vielerlei Hinsicht erleichtert. Dies gilt im übrigen ebenso für das Erlernen neuer Gewohnheiten, was einem Training gleichkommt.

Dabei ist es verständlicherweise nicht mit sporadischem Üben getan. Die nachhaltige Wirkung stellt sich erst nach einer bestimmten Zeit ein. So besagt zum Beispiel eine Faustregel, dass ein Muskel, um wieder aufgebaut zu werden, sieben Mal so lange braucht, wie er außer Kraft gesetzt war. Um Gewohnheiten zu verändern, gibt es die Regel von 21 Tagen, oder man spricht von zwei Monaten, bis eine neue Gewohnheit in Fleisch und Blut übergegangen ist. Mit Sicherheit ist es individuell unterschiedlich.

Bei allen Trainings- und Lerneinheiten ist es, um langfristig Erfolg zu haben, unerlässlich, über einen längeren Zeitraum regelmäßig zu üben. Dabei kann sich die Dauer der Übungseinheiten deutlich voneinander unterscheiden. Während ein Muskelaufbau- oder Ausdauertraining mehrere Minuten bis Stunden in Anspruch nehmen kann, so reden wir bei den Übungen, sich in der Schwerkraft einzumitten und den Körper einzupendeln, von wenigen Sekunden bis höchstens ein bis zwei Minuten.

Die Übung besteht in der Unmittelbarkeit. Das Übungsziel ist, destruktive Gedanken und die damit verknüpften Emotionen durch das Erspüren des in der Schwerkraft ausbalancierten Körpers zu ersetzen.

Es geht darum, sich darin zu üben, den Fokus von dem mentalen emotionalen Gefüge auf die Wahrnehmung des Augenblicks umzuleiten, der durch die gegenwärtige Schwerkraft körperlich spürbar ist. Das gleicht der Fähigkeit, sich unmittelbar auf verschiedene Frequenzen einzustellen.

Wenn uns zum Beispiel eine voreingestellte Fernseh- oder Radiostation nicht passt, haben wir die Möglichkeit, uns durchzuzappen, bis wir einen Sender gefunden haben, der ein Programm ausstrahlt, das unseren Wünschen entspricht. Auch da geben wir uns nicht damit zufrieden, uns einem Programm auszusetzen, welches uns nicht passt.

Zu lernen, sich immer wieder unmittelbar mit der Schwerkraft zu verbinden und diese Verbindung aufrechtzuerhalten, gleicht dem Erlernen einer neuen Sprache. Das regelmäßige Üben befähigt uns langfristig, anders auf das Leben zu antworten, als wir es bisher gewohnt waren. Dabei sind wir darauf bedacht, dass der Dialog mit dem Leben nicht ins Stocken gerät, sondern aufrecht erhalten bleibt und wir transparent und offen für den Lebensfluss bleiben. Dieses Stocken überträgt sich im übrigen oft direkt auf die Atmung, was eine unmittelbare Verspannung des Körpers zur Folge haben kann.

Du bist der Steuermann deines Lebens

Mit dem Leben in einem fließenden Dialog zu bleiben, setzt ein gewisses Maß an Achtsamkeit voraus. Die Achtsamkeit fungiert als Schaltstelle, über die wir erst in der Lage sind, unsere Reaktionsmuster zu steuern. Wir sind präsent dafür, wie wir auf äußere Umstände und Menschen, die uns umgeben, reagieren. Und wenn wir in dieser achtsamen gegenwärtigen Selbstreflexion feststellen, dass wir ins Stocken geraten, was sich sowohl körperlich als auch mental und emotional ausdrückt, sollten wir in der Lage sein, das Steuer früh genug herumzureißen, um von den Wellen, die uns erfassen, nicht zu stark mitgenommen zu werden. Ein Kapitän, der sein Schiff durch die hohe See steuert, ist stets bemüht, den eingeschlagenen Kurs beizubehalten, und er versteht es, das Schiff unbeschadet durch gefährliche Stürme zu manövrieren. Kein Seemann, der an seinem Leben hängt, würde sein Schiff ruderlos der See überlassen. Ein guter Seefahrer zeichnet sich dadurch aus, dass er konzentriert und sich der Gefahren des Meeres stets bewusst ist, und es versteht, seine Manöver auch unvorhergesehenen Ereignissen anzupassen. Ein guter Seemann weiß, wie er die Segel setzen muss, um gute Fahrt zu machen. Würde er die Segel falsch setzen, würde das Schiff Fahrt verlieren oder gar kentern. Das Meer und das Leben haben eines gemeinsam: Sie sind unberechenbar. Darum ist das Leben ein großes Abenteuer und eine Reise, die viele Herausforderungen mit sich bringt. Die Qualität und Beschaffenheit des Schiffsrumpfes sind maßgebend, wie gut dieser dem windgepeitschten Meer und hohen Wellengang standhalten kann.

Der menschliche Körper ist das Gefährt, das uns durch das Leben und im Idealfall zu unserer Bestimmung befördert, welche nur wir selbst sind. Ein Mensch, der es versteht, sich auf seiner großen Lebensreise stets in der Achse der Schwerkraft zum Himmel aufzurichten, ist den Höhen und Tiefen, die das Leben mit sich bringt, besser gewappnet. Ein Mensch, der es versteht, sich nicht gegen den rauhen Wind, der einem manchmal entgegenschlägt, zu stemmen, sondern gerade dieser Umstand für sich zu nutzen weiß, weil er darin geübt ist, sich eingebettet in der Mitte in der Schwerkraft zu zentrieren, gleicht dem Seemann, der weiß, wie er seine Segel bei jeder Wetterlage zu setzen hat.

Genauso ist es letztlich nicht der Sturm, der das Schiff zum Kentern bringt, sondern das Unvermögen des Seemannes, es durch die sturmgepeitschte See zu manövrieren. Und es sind nicht die äußeren Umstände, die den Menschen aus dem Lot werfen, sondern sein Unvermögen, aufkommende aufwühlende Emotionen oder zermürbende Gedanken in den Griff zu bekommen. Hier ist die Kraft der Gegenwart, die Schwerkraft imstande, die Wogen zu glätten. In Anbindung an die Schwerkraft erlangen wir die Fähigkeit zurück, Unmittelbarkeit zu leben, wie sie Kindern zu eigen ist. Die meisten Verhaltensweisen und Muster, die wir uns im Laufe des Lebens angeeignet haben und letztendlich dazu führten, dass uns die kindliche Unbeschwertheit und die Fähigkeit, im Moment zu sein, abhandengekommen ist, sind tatsächlich auf Prägungen, die sich in der Kindheit ins Unterbewusstsein eingenistet haben, zurückzuführen. Die Schwerkraft dient uns als Roter Faden, an dem wir uns immer wieder orientieren können, um den Weg zurückzufinden zu dem wahren Schatz, der tief in uns verborgen liegt: nicht verloren, sondern vergessen, nur darauf wartend, unter seelischen Verletzungen und den zum Schutz entstandenen Konditionierungen wiederentdeckt und geborgen zu werden.

Du bist die Steuerfrau, der Steuermann, der oder die dich mit allem, was dich ausmacht, durch die Höhen und Tiefen des Lebens manövriert. Du selbst bestimmst den Kurs deiner Reise. Du allein bist dafür verantwortlich, dass du auf deiner Fahrt keinen Schiffbruch erleidest und unbeschadet in den Hafen einläufst, der das ursprüngliche Ziel deiner abenteuerlichen Reise war. Eine Steuerfrau, ein Steuermann bildet mit dem Schiff und den Naturgewalten, denen es ausgesetzt ist, eine Einheit. Je besser dieses ganzheitliche Gefüge aufeinander abgestimmt ist und synchron funktioniert, um so größer ist die Wahrscheinlichkeit, dass das Schiff wieder zu dem sicheren Hafen zurückkehrt, wo die Reise begonnen hat. Genauso bildet der Mensch mit allem, was ihn ausmacht, und dem Leben eine Einheit, die ihn sich selbst entdecken, erkennen, verwirklichen und zum vollen Ausdruck bringen lässt.

Körperbewusstsein

Körperbewusstsein setzt sich aus Wahrnehmung, Erspüren und Erleben zusammen. Dabei geht die Empfindung von einer subtilen subjektiven Ebene auf ein immer greifbareres manifestes, körperliches Niveau, welches mit einer gewissen Dichte einhergeht. Je körperlicher eine Empfindung ist, um so realer wird sie erfahren. Dabei behält das eigentliche Erleben seinen individuellen Charakter bei, verliert aber nicht unbedingt an Intensität. Ein Schmerz, den wir uns vorzustellen versuchen, wird niemals so intensiv wahrgenommen, wie der Schmerz, der auf der Körperebene erlebt wird. Erst die physische Ebene macht ein wirkliches Spüren möglich. Das liegt daran, dass der Körper und ganz besonders die Haut über sehr viele Rezeptoren verfügt, über welche die Reize über Nervenbahnen ans Gehirn geleitet werden, um dort verarbeitet als Empfindung ins Bewusstsein zu treten. Ob wir einen Reiz als angenehm oder unangenehm empfinden, liegt einerseits an der Art des Stimulus und andererseits an der individuellen Reizverarbeitung. Die wiederum bestimmt die Beantwortung des Reizes. Aber auch die Reizverarbeitung kann einer Störung unterliegen, etwa bei einer Reizüberflutung. Die kann sich in körperlichem Unbehagen und Unruhe bis hin zu Schmerzen ausdrücken.

In meiner langjährigen Praxistätigkeit hat sich gezeigt, dass das Schulen der Körperwahrnehmung wesentlich dazu beitragen kann, Reize zu verarbeiten.

Seinen Körper wahrzunehmen, es zuzulassen, sich selbst zu spüren, bedeutet in erster Linie eine achtsame Zuwendung. Vielen Menschen ist schon dieser Aspekt allein immer mehr abhandengekommen, bis er gar nicht mehr ins Bewusstsein gelangt. Über das Hineinspüren in den Körper werden Selbstregulationsmechanismen aktiviert, die imstande sind, somatische Beschwerden zu lindern. Ein stilles Beobachten und Wahrnehmen gehen mit einer unmittelbaren Entspannung einher.

Die Reaktion des Körpers auf stilles Beobachten lässt sich am Beobachten des Atems veranschaulichen. Wenn du einige Minuten lang deinen Atem beobachtest, wirst du bald merken, wie sich die Atmung ohne dein Dazutun vertieft und verlangsamt. Eine vertiefte Atmung führt unmittelbar zu einer allgemeinen Entspannung. Außerdem führt diese Atmung dazu, dass die Bewegung des Zwerchfells als große Pumpe agiert und der gesamte Beckenbereich mit den darin liegenden Organen mit genug Sauerstoff und Blut versorgt wird. Das reine Beobachten des Atems macht man sich auch in der Meditation zunutze. Außerdem haben mir Klienten berichtet, dass diese Übung allein schon dazu beigetragen hat, das Schlafverhalten positiv zu beeinflussen, und mit regelmäßiger Übung konnten die Menschen mehr Gelassenheit im Alltag erfahren. Die Unterschiede von Anspannung und Entspannung, Schmerz und Wohlbefinden, Freude und Trauer, schlicht unsere gesamte duale Welt mit all ihren Gegensätzen ist nur über den Körper erfahrbar. Die Erfahrung von Polarität und das Unterscheidungsvermögen ermöglichen es uns, uns überhaupt zu entwickeln. Außerdem lässt uns der Körper nicht nur die Welt der Polarität erfahren, sondern genauso, dass wir uns daraus befreien können, in dem wir in das Sein eintauchen, das uns ausmacht und mit dessen Wesen wir den Körper bewohnen. Die Verkörperung befähigt uns erst, uns aus der Erfahrung der Dualität in die Tiefe der Einheit, die in der Gegenwärtigkeit beheimatet ist, einzutauchen und sie zu spüren und zu erleben – losgelöst von der physischen Identifikation und eingebettet in der Schwerkraft.

Indem wir als Menschen Dualität, Trennung und polare Gegensätze im Körper erfahren, ist es erst möglich, dass wir uns der Einheit, die wir verkörpern, wieder erinnern und uns ihrer bewusstwerden. Persönlichkeitsentwicklung geht mit Körperbewusstsein einher. Über den Körper können wir sehr viel über uns selbst erfahren. Je besser wir verstehen, wann und unter welchen Umständen der Körper Abwehrspannungen aufbaut, die uns aus dem Lot zu werfen drohen, um so mehr entwickeln wir ein Verständnis für unsere Reaktionsmuster. Der Körper versucht immer, uns etwas mitzuteilen, wenn ihm etwas nicht behagt. Dies betrifft gleichermaßen seelische Aspekte, die sich körperlich ausdrücken. Es liegt an uns, wie und ob wir mit ihm in einen Dialog treten wollen. Dafür müssen wir zuerst hinhören. Dieses Hinhören entspricht eher einem Lauschen, welches gerade zu Beginn voraussetzt, in sich einen Ort der Stille wahrzunehmen, in den wir jederzeit eintauchen können. Hierfür reichen lediglich fünf Minuten aus.

Übung 8
Körperlauschen

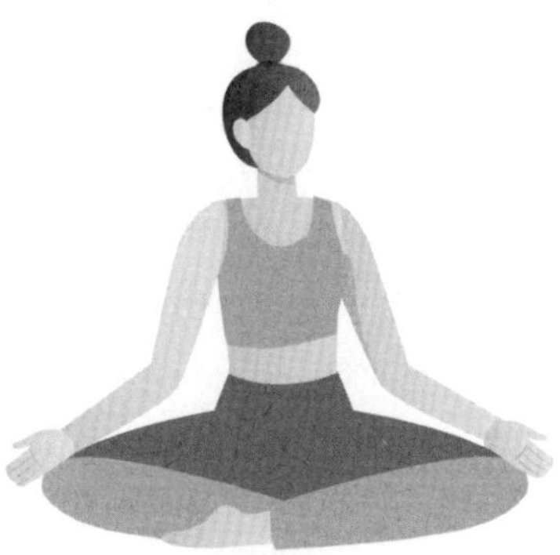

Schaffe die Voraussetzung dafür, dass du ungestört bist. Schalte das Handy auf lautlos. Dann wendest du deinen Blick nach innen und spürst in deinen Körper hinein. Lasse dich spontan mit deiner Wahrnehmung an die Körperstelle ziehen, in der du dich geborgen fühlst. Dort verweilst du mit deiner Aufmerksamkeit für eine Weile, bis du vielleicht an eine andere Körperstelle gezogen wirst oder merkst, dass du mit deiner Wahrnehmung lange genug an der einen Stelle verweilt hast. Nach einer gewissen Dauer wirst du merken, dass du dich immer besser entspannen kannst. Wenn du über die Wahrnehmung die Aufmerksamkeit auf deinen Körper lenkst, gibst du ihm den notwendigen Raum, die unzähligen Reize, die über deine Sinne auf ihn einwirken, zu verarbeiten.

Die Wirbelsäule, das Organ des Lebensflusses

Nimmst du zum Beispiel ein Glas, welches sich nach unten hin verjüngt, und eines in Form einer Schale und füllst beide mit Wasser, dann wird das Wasser im sich nach unten verjüngenden Glas schnell nach oben drängen und bald überlaufen. Die Schale hingegen wird dem Wasser beim Füllen erst einmal Raum in alle Richtungen geben, ehe sie nach oben hin füllt. Durch achtsame Wahrnehmung wirst du zu einem Gefäß für die gesammelten Sinneseindrücke und gibst ihnen genügend Raum, sich zum Ausdruck zu bringen. Eine Schale steht, anders als ein Glas, das sich nach unten hin verjüngt, aufgrund der breiteren Auflagefläche stabiler und kippt nicht so leicht um. Das menschliche Becken gleicht einer Schale, deren Basis ein solides Fundament bildet. Die Wirbelsäule fungiert als Verbindung, an deren oberem Ende der Kopf thront. Die unteren Wirbelkörper unterscheiden sich von den oberen. Sie haben eine viel kräftigere und prominentere anatomische Struktur.

Das ist kein Zufall, sondern hat durchaus seine Berechtigung. In der unteren Wirbelsäule sammelt sich das größte Körpergewicht. Die Natur hat die Wirbelkörper in diesem Körperareal am stärksten ausgestattet, damit sie den Scherkräften, denen sie ausgesetzt sind, standhalten und das Gewicht tragen können, das auf ihnen lastet.

Die Halswirbelsäule ist mit viel feineren Wirbelkörpern ausgestattet, da diese nur den Kopf zu tragen haben. Wir sehen in der Anatomie eindeutig die Kraftverlagerung von oben nach unten. Im Becken sammeln sich die Kräfte, während nach oben hin diese immer feiner werden. Im geistigen Sinne entspricht das menschliche Becken einer Schale, in die sich das Leben ergießt, um sich über die Wirbelsäule aufsteigend zum Ausdruck zu bringen. Das Becken steht mit seiner breiten Basis über die unteren Extremitäten oder beim Sitzen im unmittelbaren Kontakt mit der Erde. Über die Wirbelsäule werden die Kräfte, die im Becken sitzen, und die geistigen Instanzen, die im Kopf aus dem Denken entspringen, ins richtige Verhältnis gesetzt. Die Kräfte, die im menschlichen Becken das Leben hervorbringen, stehen über den mentalen Strukturen, die dem Denkvermögen des Menschen entspringen. Dem Denken soll seine Bedeutung keineswegs abgesprochen werden. Es soll ihm lediglich sein Platz im richtigen Verhältnis zum gesamten Gefüge, welches uns als Mensch ausmacht, zugewiesen werden. Aus der tiefen Verankerung des Seins schöpft der Mensch aus den Quellen des Lebens seine Erkenntnisse, welche aufsteigen, um bewusstgeworden vom planenden Verstand umgesetzt ins Dasein zu treten. In diesem Verhältnis überlässt der Intellekt der aus dem Sein entsprungenen Kraft die Führung und versucht nicht, sie zu untergraben. So wird der Verstand seiner Aufgabe gerecht. Er verbindet sich mit dem Lebensfluss und bildet eine Einheit mit ihm, anstatt gegen ihn zu arbeiten und so den Fluss des Lebens zu blockieren oder sich gar von ihm abzutrennen.

Ein großer Bergbach nimmt die Strömungen der in ihn einmündenden Flüsschen mit sich und fließt in seine Richtung, wobei der Bergbach den kleinen fließenden Gewässern, die sich mit ihm vereinen, an Kraft überlegen ist und die Richtung vorgibt. Ein kleiner Bach ist einem großen Bach stets unterlegen und kann nur in eine eigene Richtung fließen, wenn dieser, bevor er in einen großen Strom mündet, den Verlauf des Flussbetts ändert und sich vom großen Strom trennt. Dieses Phänomen sehen wir bei vielen Menschen in der modernen schnelllebigen, leistungsorientierten Gesellschaft, die viel Kopfarbeit leisten müssen. Ihr Denken hat sich im Verlaufe der Zeit ein künstliches mentales Flussbett errichtet, abgetrennt von den im Becken sitzenden Quellen, aus denen der Lebensstrom entspringt. Bei diesen Menschen kehrt sich das Kräfteverhältnis um. Wie bei dem Glas, welches nach unten hin verjüngt ist, wird die Standfläche weniger stabil, und das, dem mehr Bedeutung zugewiesen wird, verlagert sich nach oben. Der Körper antwortet darauf mit einer in den Schultern verhärteten Haltung, zugleich wirkt der Beckenbereich zugeschnürt und verkrampft, was auf die Kompensation des fehlenden stabilen Standes durch die unteren Extremitäten zurückzuführen ist. Wenn das Fließen und die damit einhergehende Bewegung von Gewässern durch einen Stau zum Erliegen kommt, liegt das Gewässer brach, und es sammelt sich Schmutz an. Ähnlich verhält es sich bei anatomischen Strukturen. Bei unangebrachten Kräfteverhältnissen oder wenn der Zustrom von Nährstoffen und die Durchblutung gestört sind, neigen diese Strukturen dazu, wegen der fehlenden Versorgung mit Nährstoffen in ihrer natürlichen ökonomischen Funktion zu leiden. Dieser Prozess vollzieht sich meistens schleichend und wird zu Beginn kaum bemerkt. Bei diesem Vorgang fällt der Wirbelsäule eine wichtige Rolle zu.

Nicht umsonst wird die Wirbelsäule als Organ des Lebensflusses bezeichnet. Durch die Wirbelsäule wird die Lebensenergie kanalisiert und über kleine Abzweigungen an die verschiedenen Organe geleitet, um am Ende jede einzelne Zelle damit zu versorgen. Es versteht sich von selbst, dass eine aufgerichtete Wirbelsäule dieser Aufgabe eher gerecht werden kann, als wenn sie einen Knick aufweist. Dieser Knick kann auch seelischer Natur sein oder durch Stress zustande kommen, weil der Köper über die entsprechende Haltung der jeweiligen Gemütsverfassung unmittelbar Ausdruck gibt.

Langfristig wirkt sich diese geknickte Haltung auf die Wirbelsäulenstruktur aus, welche neben natürlichen Abnutzungserscheinungen Bandscheibenvorfälle begünstigen können. Viele meiner Klienten, die eine Wirbelsäulenproblematik aufweisen, berichten von Lebenssituationen, die sie sehr belasten, fühlen sich zum Teil nicht mehr mit dem Lebensfluss verbunden und sind folglich aus dem Lot gefallen. Zum Teil beschreiben meine Klienten ein Gefühl, neben sich zu stehen, das damit einhergeht.

Außerdem sind bei diesen Menschen sowohl der gesamte untere Lendenwirbelsäulenbereich als auch das Becken blockiert. Der Bereich wirkt wie vom Rest des Körpers abgeschnitten. Es seien auch noch die Schmerzen erwähnt, die so massiv sein können, dass sie meine Klienten in eine regelrechte Schonhaltung hineinzwingen und sie in einem Teufelskreis gefangen halten. Nebst schmerzreduzierenden Maßnahmen und struktureller manueller Behandlungen hat es sich in meiner Praxis als besonders nachhaltig erwiesen, die betroffenen

Klientinnen und Klienten zu instruieren, damit sie selbständig in der Lage sind, die verlorengegangene Verbindung zwischen dem Becken und dem Kopf mittels achtsamer Wahrnehmung und einer bewussten vertieften Atmung ins Becken wieder herzustellen. Das Einpendeln des Körpers in die Schwerkraft lässt die Klienten aus ihrer Schonhaltung heraustreten, Boden unter den Füßen gewinnen und die Wirbelsäule auf eine natürliche Art und Weise von innen aufrichten, so dass die Lebensenergie wieder ungehindert fließen kann. So fühlt sich die Seele wieder eingeladen, den Körper vollumfänglich zu bewohnen und sich in ihm auszudehnen, was mit einem kraftvollen im Körper verankertem Gefühl einhergeht und sich über die neugewonnene Haltung ausdrückt. Der Mensch erlaubt sich, das im Schulter-Nacken-Bereich Festgehaltene loszulassen und sich in das Becken herabzulassen. Er schöpft Kraft aus den daraus entspringenden lebensspendenden Quellen. Es stellt dies einen Akt des erneuten Einlassens auf das Leben dar, indem wir selbst zum Gefäß werden, welches das Leben vorbehaltlos empfängt.

Zugleich ist es ein Loslassen dessen, was uns mental und emotional gefangen hält. Vertrauensvoll übergeben wir uns unserem ureigenen Kern und erteilen ihm die Erlaubnis, wieder einfach zu *sein*. Die Seele atmet auf, kommt im Körper an und erfährt sich selbst als verkörpertes Bewusstsein. Das Flussbett des kleinen Stromes der Gedanken mit den damit verknüpften Emotionen mündet wieder in das unendliche Gewässer des Seins und bildet mit ihm vereint den großen Lebensstrom, um erneut aus der Quelle tief im Becken entspringend über die Wirbelsäule sich in der Haltung Ausdruck zu geben.

Burn-Out

Der menschliche Körper hat die Fähigkeit, Ungleichgewichte jeglicher Art für lange Zeit zu kompensieren, was sich in Schonhaltungen aber auch im Verhalten ausdrückt. Beim im Schulter-Nacken-Bereich festhaltenden Menschen kommt die innere Abspaltung von der Anbindung an die inneren Ressourcen als Kompensation durch unterschiedliche körperliche Spannungsverhältnisse zum Ausdruck. Während ab der Brustwirbelsäule aufwärts ein Überschuss an Spannung besteht, wirkt der untere Wirbelsäulen- und Beckenbereich beinahe leblos, wobei das Gewebe ebenfalls eine Spannung aufweist, die auf eine Kompensation der unterschiedlichen Kräfteverhältnisse zurückzuführen ist, sich aber beim Abtasten charakteristisch von der Spannung im Schulter-Nackenbereich unterscheidet. Ein nah am Ventil abgeschnürter Luftballon weist an der Stelle, wo die meiste Luft gedrängt wird, die größte Spannung auf. Ähnlich verhält es sich im Körper, dort findet an einem Körperabschnitt eine Kompensation zugunsten eines anderen Körperareals statt. Eine Aufgabe, die ein Körperabschnitt zu erfüllen hat, wird nicht dadurch bewältigt, dass diese Funktion in ein anderes Körperareal verlagert wird. Die Arme können nicht die Aufgaben der Beine übernehmen, wobei der obere Rumpfbereich mit den oberen Extremitäten bis zu einem gewissen Grad einen Kraftverlust der unteren Gliedmaßen auszugleichen versucht, was ein Stürzen verhindert.

Auf geistiger Ebene kann das falsche Ich, das sich im Laufe der Zeit aus den mentalen und emotionalen Strukturen aufgebaut hat und über die Identifikation gefestigt und fixiert wurde, niemals dem Sein, der Wurzel unseres verkörperten Daseins, gerecht werden oder es gar ersetzen. Die Kompensation findet über ein Aufrechterhalten des falschen Ichs statt.

Das mag eine Weile gutgehen, bis sich der Mensch darin erschöpft, was durchaus mit körperlichen Symptomen oder Krankheiten einhergehen kann.

In unserer Gesellschaft ist der Begriff Burnout weit verbreitet; er ist sehr bezeichnend für das, was dabei passiert. Der Mensch erschöpft sich in dem Versuch, die verlorengegangene Anbindung an die inneren Ressourcen zu kompensieren, indem er an der mentalen Vorstellung, wie die Welt und er selbst zu funktionieren hat, festhält. Dies ist aber letztendlich ein Fass ohne Boden, weil die Verbindung zu den Quellen des Lebens irgendwann verlorengegangen ist. In der Verausgabung, sich gesellschaftlichen Normen anzupassen, seiner Pflichterfüllung nachzukommen und sich über Leistung und Anerkennung zu definieren, läuft der Mensch unweigerlich irgendwann einmal leer wie ein Akku, dessen Ladung zu einem bestimmten Zeitpunkt erschöpft ist. Wenn ein Akku leergelaufen ist, bleibt uns nichts anderes übrig, als eine Stromquelle zu suchen, an der wir den leergelaufenen Akku wieder aufladen, damit er wieder leistungsfähig ist. Der menschliche Verstand hat die Eigenschaft, im Raum- und Zeitgefüge von Vergangenheit und Zukunft gehetzt hin und her zu springen, wobei er die Mitte, welche die Gegenwart repräsentiert, meidet. Das ist Ausdruck der Furcht, die Kontrolle über die künstlich aufrecht erhaltene Existenz des Ichs, welche sich über die Zeit definiert, zu verlieren und im Eintauchen in die Gegenwart seinen Platz dem wahren Sein überlassen zu müssen. Das kostet eine Unmenge Energie, was, wenn dem nicht früh genug Einhalt geboten wird, wie bei einem leergelaufenen Akku zur Erschöpfung der Energiereserven führt.

Jegliche Kompensation, sei es auf körperlicher oder auf seelischer Ebene, geht mit einem Energieverlust einher.

Manchmal muss der Leidensdruck groß genug sein, damit sich die Menschen mit sich selbst auseinandersetzen, sich ihrer Muster – ich nenne sie auch Vermeidungsstrategien – bewusstwerden und die Bereitschaft aufbringen, ihr Leben nachhaltig zu verändern.

Lebenskrisen meistern

Manchmal ist es Teil des Weges, dass der Mensch erst in eine Krise gelangen muss, um wachgerüttelt zu werden. So hart diese Krisen manchmal erscheinen mögen, so groß kann auch der darin liegende Segen sein. Es gibt unzählige Berichte, wie Menschen gerade in ihren dunkelsten Tagen zu sich selbst gefunden und daraus Kraft geschöpft und die Weichen für ihren Lebensweg neu und in eine positive Richtung gestellt haben. Ich selbst bin hiervon nicht ausgenommen. Krisen haben immer das Ende eines Lebensabschnittes eingeleitet, waren aber zugleich Anstoß für einen Neubeginn, der mir und dem jeweiligen Lebensabschnitt eher entsprach. Krisen sind immer die Vorboten eines Neubeginns und dienen der persönlichen Entwicklung. Es sind Krisen, die uns auffordern, nach der Wurzel zu suchen. Der Begriff Wurzel gewinnt hier eine doppelte Bedeutung.

Einerseits sind wir aufgefordert, nach dem Ursprung zu fahnden, welcher uns die Krise beschert hat. Meistens liegen die Ursachen einer Krise in einem durchlebten Verlust: Verlust eines Partners, Verlust eines Jobs, Verlust eines nahen Angehörigen, Verlust materieller Güter oder gar Verlust körperlicher Mobilität. Den Verlust schmerzhaft zu erleben und darüber zu trauern, ist menschlich und hat absolut seine Berechtigung. Der Körper ermöglicht uns erst, diesen Verlust mit all seinen Facetten auch körperlich zu durchleben.

Verlust konfrontiert uns erbarmungslos mit der Vergänglichkeit der äußeren Erscheinungen, an denen wir so hängen, und drückt sich als Krise aus, wobei diese für die unterschiedlichsten Gemütsverfassungen stehen kann, die uns einknicken und aus dem Lot fallen lassen oder niederdrücken kann. Darum ist eine Krise oft auch ein Wegbereiter, nach der Wurzel seines Seins zu suchen, um aus ihr Kraft zu schöpfen und aus der als schwierig empfundenen Situation herauszufinden. Die ist nie eine Frage von Schwäche, sondern vielmehr von Fehlen der inneren Verbindung. Es stellt auch dies wieder ein aus dem

Lot geratenes Kräfteverhältnis dar. Je mehr wir in uns verwurzelt und in der Kraft der Gegenwärtigkeit der Gravitation eingebunden sind, um so mehr verliert das, was wir zuvor Krise genannt haben, an Gewicht und um so weniger kann es uns niederdrücken.

Fällt die Schwerkraft im Lot durch unseren Körper, so mag sie die tief in unserem Becken schlummernden Lebenskräfte erwecken, die uns –über die Wirbelsäule aufsteigend – aufrichten und wieder unsere wahre Größe spüren und erleben lassen: über das Körperliche hinaus. In diesem Zusammenhang steht jede Krise im Schatten unserer wahren Größe. Die Krise drängt sich uns mit so einer enormen Kraft auf, dass sie uns nach dem Gegenmittel suchen lässt, welches imstande ist, das Drama, in dem wir uns befinden, zu beenden. Es geht um das Aufspüren der Quelle, die unsere Kraftreserven wieder aufladen kann und uns befähigt, das Dilemma möglichst unbeschadet zu überstehen. Dies geht mit einer neuen Haltung gegenüber der Situation einher, in welche uns die Krise gebracht hat. Der Begriff Krise wandelt sich in seiner Dramatik, wenn sie als Herausforderung, Aufgabe oder Prüfung verstanden wird. So kann der mit der Krise konfrontierte Mensch ein Gefühl dafür wachsen lassen, dass er darüber hinwegkommen wird.

Der Mensch fühlt sich schon etwas gefestigter in sich, weil er durch das Loslassen in sein Becken hinein vermehrt seine ureigene Kraft spürt. Dieses Empfinden unterscheidet sich von der vorausgegangenen Anbindung an das künstlich aufgebaute und aufrechterhaltene Ich und die Identifikation mit ihm, vor allem deshalb, weil dieses falsche Ich etwas Abstraktes darstellt. Es weist keine Konstante auf und fällt bei einer Krise, deren Ausmaß an Dramatik über das falsche Ich definiert worden ist, in sich zusammen. Im Gegensatz dazu geht das Einpendeln in der Schwerkraft mit einem Gewahrwerden der innewohnenden Stärke einher, welche aus dem tief im Becken verankertem Sein entspringt. Als eine nie versiegende Wahrheit bahnt sie sich ihren Weg über die Wirbelsäule ins Bewusstsein und verankert sich als Wissen auf allen Ebenen und insbesondere als körperliche Erfahrung.

Mit der während einer Krise täglich praktizierten Übung des sich Einpendelns in der Schwerkraft, ändert sich Einstellung und innere

Haltung gegenüber der zu Beginn auf Körper und Seele lastenden Lebenssituation dahingehend, dass die mit der Krisenbewältigung durchlaufene persönliche Transformation erkannt wird und letztendlich sogar eine gewisse Wertschätzung erfährt. Die durchlebte Erfahrung dieses Selbstfindungsprozesses und die damit einhergehende Anbindung an die im Körper innewohnenden regenerierenden Kräfte, wird als neu angelegtes Verhaltensmuster im Unterbewusstsein abgespeichert, auf welches der Mensch bei zukünftigen Krisensituationen bewusst zugreifen kann.

Wie ein Wellenreiter darauf bedacht ist, sich nicht von der nächsten Welle überrollen zu lassen, sondern den günstigsten Moment abzuwarten weiß, um mit seinem Surfboard die Spitze der Meereswelle zu erklimmen und deren Schwung für sich selbst zu nutzen, um auf der Welle zu reiten, lernt der transformierte Mensch die Wellen des Lebens für seine eigene Entwicklung zu nutzen, um die ihm vom Leben auferlegte Aufgabe mit Bravour zu meistern. Was früher als Krise definiert wurde, erhält in der körperlich verbundenen Verwurzelung des eigenen Seins eine neue Bedeutung. Herausfordernde Lebenssituationen stellen dann lediglich den Prüfstein dar, inwieweit wir in uns selbst verankert sind, und können ihnen dadurch sogar einen gewissen spielerischen Charakter abgewinnen.

Narzissmus

Ich kann mich gut an meine Kindheit erinnern: Wenn Erwachsene mich gescholten hatten, wurde mir schwarz vor Augen und ich fiel in eine Art Bewusstlosigkeit. Es war die unmittelbare körperliche Reaktion auf den Reiz, welche das Schelten in mir auslöste. Es ging unbewusst und unmittelbar vonstatten, und ich konnte darauf scheinbar keinen Einfluss nehmen. Im Nachhinein ist mir bewusst, dass es eine Art Flucht, ein Vermeidungsmuster war, mittels dessen ich mich aus der Konfrontation stehlen konnte. Später, als ich älter wurde, brauchte ich mich dieses Musters nicht mehr zu bedienen.

Obwohl es schon so lange her ist, ist die Erinnerung an diesen Mechanismus noch so stark in mir vorhanden, dass es mir vorkommt, als sei es erst gestern gewesen, und es vermag nach wie vor eine große Faszination auf mich auszuüben. Schon damals war ich beeindruckt, mit was für intelligenten Mechanismen der Körper in Wechselwirkung mit der Psyche agiert, um die innewohnende Seele zu schützen. Auf einer tiefen Ebene wusste ich schon damals, dass dies die Ursache für die beinahe reflexartige körperliche Reaktion war. Mein damaliger biographischer Hintergrund, welcher mit starken frühkindlichen Entwurzelungsthemen einherging, ließ gar kein anderes Reaktionsmuster zu, weil zur damaligen Zeit mein System kein anderes kannte. Zum Schutz schaltete mein Körper urplötzlich all meine Sinne aus, damit ich dem Reiz, den das Schelten auf mich ausübte, mit dem seelischen und körperlichen Schmerz, der mir damit zugefügt worden wäre, entfliehen konnte; zumal ich mich oft ungerecht behandelt gefühlt hatte und man als Kind den Stimmungen der Erwachsenen ohnehin schutzlos ausgesetzt ist. Ungefiltert artikulierte emotionale Ausbrüche können großen Schaden anrichten. Insbesondere kann es besonders Kindern, aber auch Erwachsenen im übertragenen Sinn den Boden unter den Füßen wegziehen.

Ich denke, jedem ist einmal passiert, etwas gesagt zu haben, was man im Nachhinein bereut hat. Das ist menschlich. Nichtsdestotrotz schadet es nichts, sich der Verantwortung bewusstzuwerden, die wir uns selbst aber auch den uns umgebenden Mitmenschen gegenüber haben. Es ist das Maß an innerer Verankerung in unserem Sein und das damit einhergehende Bewusstsein, welches ein achtsames zwischenmenschliches Miteinander ermöglicht und das Leid der Welt zu mindern vermag. Der Grundstein für den schon im Kindesalter für das erwachsene Leben entworfene Bauplan eines falschen und sehr egozentrischen Ichs, wie es zum Beispiel der Narzissmus zutage bringt, könnte von vornherein durch ein entsprechendes achtsames Verhalten den Kindern gegenüber unterbunden werden.

Gerade der Narzissmus stellt für mich eine sehr ungesunde Form einer Kompensation dar, die sich aus einer frühkindlichen Verletzung entwickelt hat, unter der gerade die Menschen im nahen Umfeld einer narzisstischen Person leiden. Zum Gegenstück des Narzissten hat sich der Begriff Echoist etabliert. Es stellt dies die andere Seite derselben Medaille dar. Auch aus einem frühkindlichen entwickelten Muster heraus, haben diese Menschen früh angefangen, eigene Bedürfnisse zum Wohle anderer zurückzustellen, um so geliebt und anerkannt zu werden. Interessanterweise finden sich diese beiden unterschiedlich geprägten Menschen im Erwachsenenalter oft in Beziehungskonstellationen wieder, die ein gegenseitiges Abhängigkeitsverhältnis darstellen und als toxisch zu bezeichnen und früher oder später zum Scheitern verurteilt sind.

Diese Menschen legen unzählig verschiedene Verhaltensweisen an den Tag, die zum Teil infantilen Charakter aufweisen und auf frühkindliche schmerzhafte Erfahrungen zurückzuführen sind. Sie haben sich als kleines Kind kompensatorisch etwas angeeignet, was damals durchaus seine Berechtigung hatte, um das eigene Überleben zu sichern. Später im Erwachsenenalter, wenn diese Muster schon längst ausgedient haben solten, laufen sie – wenn unerkannt automatisiert, unbewusst möglicherweise ein Leben lang –weiter. Das unbewusste, innere verletzte Kind frönt sein Dasein weiter und steht der eigenen Entwicklung im Wege. So gibt es Menschen, die ihr Leben lang in Vermeidungsmustern gefangen bleiben, und andere, die die Vermeidung aufgeben und sich den unbewältigten schmerzhaften unbewussten

Themen stellen. Diese drücken sich häufig als somatische Beschwerden aus, welche die betroffenen Menschen aus dem Lot fallen lässt, wodurch sie in der eingenommenen Schutzhaltung fixiert sind.

Das Unterbewusstsein drückt sich über Körperspannungen aus, die sich unweigerlich auf die Haltung auswirken. Was für eine Wohltat mag es da wohl für den Körper und die darin lebende Seele sein, wenn er sich, und sei es nur für einen kurzen Moment, in der Schwerkraft auspendeln kann. Was für eine Wohltat, aus alten Mustern, die sich über die Zeit eingeschliffen haben, heraustreten zu können und sich zentriert, mit der Erde verwurzelt und mit von innen heraus aufgerichteter Wirbelsäule zu spüren und zu erfahren. Der Mensch willigt in diesem Moment ein, sich mit allen über die Jahre auferlegten Zwängen, Prägungen und Mustern den natürlichen Gesetzmäßigkeiten zu überlassen, sich tief auf die im Becken sitzende Kraft einzulassen. So werden die im Unterbewusstsein als schmerzhafte Erfahrungen abgespeicherten Informationen durch den zwischen Himmel und Erde in der Schwerkraft aufgerichteten Körper mit der einhergehenden positiv erlebten körperlichen Erfahrung überschrieben. Durch regelmäßiges Üben erwacht der Mensch und erhebt sich aus seinen kindlichen Verletzungen heraus, um sein Leben in seiner wahren Größe zu gestalten und zu leben. Erwachsen zu werden, bedeutet zugleich zu erwachen, und beginnt mit Verantwortungsbewusstsein. Begegnen sich die Menschen aus ihrer inneren Verwurzelung heraus, gewinnen Beziehungen entsprechende Tiefe.

Viele Beziehungen beruhen jedoch, wie es der Begriff schon treffend ausdrückt, auf einem gegenseitigen Ziehen, weil sich beide Seiten ihrer aus der Kindheit angewöhnten Muster noch nicht entledigt haben. Um diese weiter aufrechterhalten zu können und um sich selbst vollständig zu fühlen, ist in diesen Konstellationen ein Partner oder eine Partnerin nötig, von dem man das einfordert, was der einzelne noch nicht gelernt hat, sich selbst zu geben. Der Mensch hingegen, der in sich verwurzelt und mit seinem inneren Kern verbunden ist, schöpft aus sich heraus, was ihn aus jeglicher Abhängigkeit befreit und befähigt, eine gesunde ebenbürtige Partnerschaft auf einer tiefen Herzensebene zu führen.

Selbstverwirklichung

Selbstverwirklichung bedeutet, das, was dir an Gaben in die Wiege gelegt wurde und was dein Sein ausmacht, auf der Erde zu verwirklichen. Bis es allerdings so weit ist, muss erstmal ein Entwicklungsprozess durchlaufen werden. Es handelt sich dabei um eine individuelle Persönlichkeitsentwicklung, welche der Verwirklichung auf Erden vorgeschaltet und unerlässlich ist und genau dazu dient. Nach meiner Erfahrung führt kein Weg am Körper vorbei. Hierbei ist nicht eine körperliche Verausgabung gemeint, die sportliche Aktivitäten mit sich bringen, auch wenn diese ihre Berechtigung haben. Ich spreche hier vielmehr vom Spüren des eigenen Körpers. Und ich rede hierbei nicht nur vom Wahrnehmen einzelner Körperstrukturen, wobei dies ein guter Anfang sein kann, sondern vom Erspüren der Essenz dessen, was sich darunter befindet, was den Körper zusammenhält. Und ich spreche von der innewohnenden Kraft, welche immer wieder Leben hervorbringt, Zellen erneuert und den Körper regeneriert. Es ist die Fähigkeit, sich tief auf den Körper einzulassen, um sich mit der Wurzel allen Seins zu verbinden. Das kommt dann körperlich in allem, was der Mensch tut, zum Ausdruck. Wie will man seine Gabe auf die Erde bringen, wenn man selbst nicht mit der Erde beziehungsweise mit dem Körper verbunden ist?

Die Quantenphysik ist der Auffassung, um ein Ziel zu erreichen, sollte man sich in das Gefühl hineinversetzen, als habe man das Ziel schon erreicht. Nach meiner Erfahrung tun sich die Menschen sehr schwer, etwas geistig Abstraktes zu spüren, bevor sie in der Lage sind, ein Gefühl für sich selbst im Körper zu haben. Je mehr dir die Erfahrung vertraut ist, dich selbst verankert in Verbundenheit in deinem Körper zu spüren, um so mehr nimmst du zugleich die Kraft wahr, welche dich von innen her aufzurichten vermag. Wenn du dich zuerst von außen nach innen wahrgenommen hast, wirst du mit der inneren Anbindung zunehmend gewahr werden, dass du dich von innen nach außen ausdehnst und dich letztendlich in dieser Erfahrung des Seins erkennen. Hier expandiert dein Bewusstsein im grenzenlosen über das Körperliche Hinausgehende, und das Erleben von allumfassender Verbundenheit und Einheit stellt sich ein.

Der Körper ist für diese Erfahrung unentbehrlich, weil wir uns erst im Körper in der Dualität erfahren müssen, um überhaupt zwischen Dualität und Einheit unterscheiden und Letzteres für uns erkennen zu können, indem wir uns aus der Verwurzelung des Seins im Körper über unsere physischen Grenzen hinaus ausdehnen und uns an der Erfahrung von allumfassender Verbundenheit erfreuen.

Je mehr wir uns unseres wahren Seins gewahr werden und uns in dieser Kraft von innen in die Welt hinaus ausdehnend erfahren, um so stärker wirkt die magnetische Kraft, über welche wir das, was wir uns für unser Leben wünschen, in unser Leben ziehen. Die persönliche Entwicklung, die hiermit einhergeht, räumt Stück für Stück die Hindernisse aus dem Weg, welche uns den Zugang zur inneren Mitte bisher verwehrt haben. Schmerzhafte Lebenserfahrungen haben sich tief in unser Unterbewusstsein eingegraben, sind aber auch in einer Art Schmerzerinnerung im körperlichen Gewebe eingekapselt und hindern uns daran, uns unserer inneren Fesseln, die an unsere biographische Prägung gebunden sind, zu entledigen. Erst dann können wir die Vergangenheit endgültig hinter uns lassen, um mit innerer Zuversicht, welche durch einen aufgerichteten Körper ihren Ausdruck findet, unseren Weg weiterzugehen. Das regelmäßige Einpendeln in der Schwerkraft, die dadurch zustande kommende Verankerung im Becken und die so entfesselte über die körperlichen Grenzen hinaus erspürende Kraft ebnet uns diesen Weg. Angebunden an die Quellen des Lebens, werden mit der weiteren persönlichen Entwicklung die außerordentlichen Gaben, die wir alle individuell mitgebracht haben, an die Oberfläche des Bewusstseins gespült, um über eine Umsetzung in der Welt ihren Ausdruck zu finden. Indem du beginnst, dich in dem zu verwirklichen, worin deine Freude liegt, steuerst du auf den Hafen deiner Bestimmung zu.

Intuition

Das in sich in die Schwerkraft Hinabsenken und das Loslassen in die im Becken schlummernde aufrichtende Kraftquelle, erschließt uns den Zugang zum sechsten Sinn, der Intuition oder dem Bauchgefühl in diesem Fall sehr treffend. Es handelt sich hier um eine sehr feine Wahrnehmungsebene, welche sich dem rationalen Verstand entzieht. Das ist vor allem deshalb so, weil sich über das Einpendeln in der Schwerkraft der Fokus auf den Schwerpunkt im Beckenbereich verlagert. So wird das Bauchgefühl immer stärker sensibilisiert. Die Intuition erfasst innerhalb von Sekundenbruchteilen Menschen, Ereignisse, Situationen und dergleichen aus einer übergeordneten Sichtweise. Der sechste Sinn knüpft an eine innere Gewissheit an, die wir verstandesmäßig nicht einzuordnen wissen, weil der Verstand auf diese Dimensionen keinen Zugriff hat. Jeder von uns hat mit Sicherheit schon einmal die eine oder andere Erfahrung in der Richtung gemacht. Zum Beispiel ergeht es vielen Menschen bei der Wohnungssuche so. Bei der Wohnungsbesichtigung wissen sie bereits auf einer unbewussten Ebene, dass dies ihr neues Zuhause wird, zumindest für eine gewisse Zeit.

Es sind die feinen Antennen, die in einem einzigen Augenblick die Vielzahl aller Möglichkeiten erfassen und diese mit dem eigenen Sein, dem jeweiligen Lebensabschnitt und dem dazugehörigen Lebensplanes abgleichen. Über ein tiefes Gefühl von innerer Gewissheit finden diese Wahrnehmungen ihren Weg ins Bewusstsein. Das alles geschieht in einer so rasanten Geschwindigkeit, für die der Verstand gar nicht ausgelegt ist. Wenn sich die Ratio dem sechsten Sinn unterordnet und es unterlässt, sich einzumischen, wird das, was zuvor an Gewissheit wahrgenommen wurde, in unserem Leben Gestalt annehmen und sich als unsere erlebte Realität manifestieren. Das sind die Momente, in denen man das Gefühl hat, im *Flow* zu sein. Alles scheint einem zuzufallen. Wenn man sich dem Lebensfluss nicht widersetzt, sondern sich ihm hingibt, ist es tatsächlich so, dass sich ein Ereignis nach dem anderen fügt oder plötzlich Menschen ins Leben treten, die einem zur Seite stehen. Intuitiv zu sein bedeutet, sich seiner inneren Führung anzuvertrauen, die Ratio in der Hingabe an den Lebensfluss dem Sein unterzuordnen, um ohne Umschweife zur nächsten Destination zu gelangen, welche das Leben für einen vorgesehen hat.

Im Lebensfluss zu sein, zeigt sich, indem die Gedanken gegenüber der innewohnenden Weisheit, die sich uns über das Bauchgefühl mitteilt, ins rechte Verhältnis gesetzt werden. Eine innere Verbundenheit und Verwurzelung mit dem Urgrund ist unerlässlich, damit das Bauchgefühl mit dem notwendigen Urvertrauen einhergeht und der Fokus nicht zugunsten der Gedanken verlorengeht, die sich einzumischen versuchen. Aus der Seins-Verbundenheit ist man in der Lage, sein zu lassen, was über den sechsten Sinn als innere Gewissheit ins Bewusstsein gedrungen ist. Ist man hingegen an seine Gedanken gebunden, so wird der Verstand die Botschaft, welche die Intuition über das Bauchgefühl zu vermitteln versucht hat, hinterfragen und zugleich verdrängen. Wie beim Tauziehen liefern sich die Gegenpole *Sein* und *falsches Ich* einen Kampf, wobei der Sieg der Seite zufallen wird, zu der man sich mehr hingezogen fühlt. Dies gilt im übrigen genauso, wenn der Mensch sich in eine fixe Idee verrannt hat oder sich durch jemand anderen dazu genötigt sieht, etwas zu tun, was dem Bauchgefühl widerspricht. Wenn zum Beispiel unter solchen Voraussetzungen geheiratet wird, kann das den einen oder anderen später teuer zu stehen kommen. Nicht immer stimmt das, was wir uns in den Kopf gesetzt haben, mit dem überein, was das Leben für uns vorgesehen hat.

Es gibt Menschen, die jegliche innere Anbindung verloren haben und die warnende innere Stimme gar nicht mehr wahrnehmen.

Wieder andere beherrschen den Verdrängungsmechanismus dermaßen gut, dass die Stimme, aus der die innewohnende Weisheit spricht, von vornherein im Keim erstickt wird. Andererseits ist es bei Entscheidungen, die emotional getroffen werden, manchmal ratsam, rationale Erwägungen dagegenzustellen, vor allem dann, wenn der Mensch nicht im eigenen Sein verwurzelt ist. Dann identifiziert er sich mit den Emotionen und Gedanken, die daran gebunden sind, und sucht darin seinen Halt, wodurch er allenfalls aus dem Lot fällt. Darum ist es ratsam, immer wieder alles loszulassen, indem man sich bewusst in der Schwerkraft einpendelt. Durch das Finden der inneren Mitte ergibt sich eine Offenheit für alle Möglichkeiten, die auch Eventualitäten zulässt, die wir so gar nicht in Betracht gezogen haben. Über die innere Verankerung ins Becken hinein öffnen wir uns vertrauensvoll dem Leben. Dann heißen wir mit offenem Herzen – welches sich durch einen aufgerichteten Körper ausdrückt – die Optionen willkommen, die das Leben für uns vorgesehen hat.

Ein Fundament, das aus dem falschen Ich von Gedanken und Emotionen besteht, gerät auf Grund seiner ambivalenten Struktur bald ins Schwimmen. Im Gegensatz dazu gibt das Fundament, das im Sein wurzelt, Stabilität. Ein zwischen Himmel und Erde eingebetteter, in sich verankerter Mensch vertraut auf sein Bauchgefühl, weil es aus demselben Urgrund der Verwurzelung entspringt. Ein im Lebensfluss eingebetteter Mensch schöpft aus der Quelle innerer Weisheit und setzt die daraus entspringenden Impulse vertrauensvoll im Alltag um.

Sich fremd fühlen

Fremd zu sein, geht nicht unbedingt mit einem Gefühl von Fremdheit einher. Man kann sich an einem fremden Ort aufhalten und von fremden Menschen umgeben sein, ohne sich von diesen abgetrennt zu fühlen. Dabei beschreibt das Wort »fremd« lediglich etwas, das unserem bisherigen Erfahrungsschatz vorenthalten war. Fremd beschreibt das Gefühl, welches mit dem Unbekannten einhergeht. Wobei das Unbekannte wiederum nicht die Voraussetzung dafür sein muss, um sich fremd zu fühlen. Während dem Unbekannten Zugänglichkeit vorenthalten bleibt, kann das Fremde schon mit einer gewissen Sonderheit einhergehen.

Viele Klienten berichten mir, dass das vermeintlich Fremde körperlich spürbar ist, weil sie sich in der eigenen Haut nicht wohlfühlen. Ich selbst kann diese Aussage nur unterstreichen, denn dieses Gefühl ist mir aus der Kindheit sehr vertraut. Im Nachhinein beschreibt es für mich ein Symptom, welches, ob bewusst oder unbewusst, auf einer innerlich vollzogenen Trennung beruht. Das Fremdfühlen kann sich auf den gesamten Körper erstrecken oder nur auf einzelne Körperabschnitte beschränken. Der Körper als Ganzes oder einzelne Körperabschnitte entziehen sich der Wahrnehmung, weil diese gar nicht mehr oder nur noch diffus wahrgenommen werden. Es findet ein innerer Rückzug statt, der bis zum äußersten gehen kann. Dann fühlt man sich in der eigenen Haut nicht mehr wohl, weil der Körper einen wie ein Käfig gefangen hält. Aus dem gibt es kein Entrinnen, außer man würde sich in Luft auflösen, was tatsächlich häufig als Wunsch geäußert wird. Dieses Zurückziehen entspricht einem Schutzmechanismus, dessen Ursprünge in der frühen Kindheit zu suchen sind und der sich im Erwachsenenalter als Muster etabliert hat. Dieses Phänomen ist auch nach körperlichen Verletzungen zu beobachten, wobei die Aufmerksamkeit allerdings nur aus den verletzten Körperabschnitten abgezogen wird, um die Konfrontation mit dem Schmerz, der sich in das körperliche Schmerzgedächtnis eingespeichert hat, zu umgehen. Diese Klienten erzählen, dass sich der beschriebene Körperabschnitt nicht zugehörig, sondern fremd anfühlt. Hier wirken einfache Wahrnehmungsübungen, die die zuvor ausgeklammerten Körperabschnitte wieder in den Fokus einbeziehen, wie Wunder, weil diese vernachlässigten Körperareale wieder belebt und als Teil eins gesamten Systems sowohl strukturell als auch funktionell integriert werden.

Menschen, die sich in sich selbst als auch in der Welt fremd fühlen, regulieren die Empfindung der Fremdeinwirkung durch einen inneren Rückzug, weil sich auf diese Weise die Sinnesorgane gegenüber der äußeren Welt verschließen und äußere Reize nur noch gedämpft durchzusickern vermögen. Der Mensch meidet sich, indem er versucht, seine Sinne nicht mehr direkt den äußeren Reizen auszusetzen. Diese Strategie kann einen Menschen dazu verleiten, sich durch ein Suchtverhalten zu betäuben, wobei die Hemmschwelle für den Gebrauch von Alkohol oder chemische Substanzen sinkt. Im Extremfall kann es einen Menschen, der sich in seinem Körper fremd und schutzlos der Welt ausgesetzt fühlt, durchaus in den Suizid führen. Es stellt dies die äußerste Möglichkeit dar, sich selbst und die Welt zu meiden, indem der Mensch für sich bewusst entscheidet, aus dem körperlichen Gehäuse auszuziehen. Das ist Ausdruck verlorengegangener innerer Heimat, die nur über eine körperliche Verankerung gewährleistet werden kann.

Heimat beinhaltet ein Gefühl von Zugehörigkeit. Dieses schwindet mit der Empfindung des Fremdseins immer mehr. Der Mensch, der sich aus Selbstschutz seiner eigenen Wahrnehmung verwehrt, hört irgendwann auf, sich selbst zuzuhören und verbarrikadiert den Zugang zur inneren Heimat, die erst ein Gefühl der Zugehörigkeit ermöglicht. Der Mensch entfremdet sich selbst, fühlt sich nicht zugehörig, weil er aufgehört hat, über eine achtsame Wahrnehmung sich selbst zuzuhören.

Über eine achtsame Wahrnehmung neigt der Mensch sich zu und beginnt, seine Zuneigung zu sich selbst zu bekunden. Es sei an dieser Stelle angemerkt, dass Babys, denen jegliche Zuneigung entzogen wird, verkümmern und sogar daran sterben können. Darum ist es elementar wichtig, sich selbst die lebenswichtige Zuneigung zu schenken, indem man sich nicht aus der körperlichen Erfahrung flüchtet, sondern sich vielmehr in den Körper hineinsetzt, um diese Wohnstätte mit seinem Sein zu beseelen und zu beheimaten.

Letzten Endes sind es die Verstrickungen in eigenen Mustern, welche einen wie in einem Käfig gefangen halten. Dann leben wir in einem selbst auferlegten Exil im Körper auf der Erde. Die Opferrolle, die auf die Welt projiziert wird und sich nicht unwesentlich körperlich ausdrückt, trägt grundlegend dazu bei, dass die selbst aufgebürdete Knechtschaft bestehen bleibt. Wir müssen erkennen, dass wir selbst die Akteure der eigenen Dramen sind. Solange wir nach einem Schuldigen außerhalb von uns suchen, wird unsere Ohnmacht bleiben. Der erste Schritt aus dem Dilemma heraus wäre, die Ohnmacht zu entmachten, indem wir uns selbst mächtig genug fühlen, das freie Wesen, das wir in unserem Ursprung sind, zu entdecken. Wenn wir uns Schritt für Schritt unserer konditionierten Muster entledigen, können wir unser wahres Sein zum Erblühen und es körperlich und in allem, was wir tun, zum Ausdruck zu bringen.

Liebeskraft

Ein zwischen Himmel und Erde eingebetteter und in sich verwurzelter Mensch bewegt sich aufrecht in der Welt. Es entspricht dies einer zum Ausdruck gebrachten ganzkörperlichen Geste, die zur Folge hat, dass sich das Brustbein nach vorne hin öffnet, was die Kraft des Herzens ungehindert fließen lässt. Ein offenes Herz setzt Urvertrauen voraus. Es bringt nichts, einem Menschen zu sagen, er soll sein Herz öffnen, wenn ihm auf Grund seiner biographischen Erfahrung das Vertrauen in das Leben irgendwann verlorengegangen ist und er sich zum eigenen Schutz in eine Abwehrhaltung geflüchtet hat, welche das Brustbein eher verschließt und das Fließen der Herzensenergie behindert.

Die Verbindung zum Urgrund unseres Seins, welche durch eine Anbindung an die tief im Becken schlummernde Kraft vonstattengeht, entlässt den Körper aus der Schutzhaltung und ist über das zurückgewonnene spürbare Vertrauen und die damit verbundene Körperhaltung in der Lage, das zuvor verschlossene Herz zu öffnen.

Die Arbeit an der Basis legt den Grundstein für das Funktionieren der obenliegenden Etagen. Es hat wenig Sinn, den Kopf zurechtzurücken, wenn dieser auf Grund eines in das Fußbett gelangten Kieselsteines kompensatorisch in einer Fehlstellung steht. Wenn die Basis stimmt, ordnen sich die höhergelegenen Etagen entsprechend ein. Tatsächlich hatte sich in meiner Praxis die manuelle Therapie oft so gestaltet, dass sich die Mobilisation der blockierten Fußwurzelknochen korrigierend auf die Stellung der höhergelegenen Gelenke als auch auf die Beckenstellung und die Wirbelsäule ausgewirkt hat. Ein Gebäude, welches nicht auf solidem Grund gebaut ist, droht bei jeder Erschütterung Risse zu bekommen oder gar einzustürzen. Die Basis, auf welcher der Mensch steht, ist die Erde.

Je stabiler der Stand ist, um so mehr fühlt sich der Mensch von der Erde getragen. Das ist die Voraussetzung, damit sich die körperliche

Statik nach oben hin aufrichten und ausrichten kann. Unerschütterlich im Stand ist der Mensch in der Lage, sein Herz angstfrei gegenüber der Welt zu öffnen. Das Wurzelchakra – auf Höhe des Dammes gelegen, das als Kraftzentrum die Erdkraft repräsentiert und den Menschen mit Urvertrauen versorgt – bildet die Basis, aus deren Kraft sich der Mensch aus seinem Sein erhebt, um ohne Zurückhaltung und uneigennützig seine Herzensqualität in der Welt zu verströmen. Es ist dies die Kraft der Liebe, welche das Potential in sich birgt, die Menschen zu vereinen, ganz gleich, welcher Herkunft, Rasse oder Glaubensrichtung sie angehören. Es handelt sich hierbei allerdings nicht um die Ebene, auf der die meisten Menschen Liebesbeziehung leben, denn die Liebe, die aus einem offenen Herzchakra fließt, agiert uneigennützig. Diese Kraft trägt aber genau aus diesem Grund den Funken in sich, einer Liebesbeziehung die Stabilität zu verleihen, die ihr gebührt.

Menschen, die aus ihrer inneren Mitte heraus lieben, erfüllen sich selbst in dem Wissen, dass eine Partnerschaft nicht dafür gedacht ist, gegenseitig Ansprüche zu erfüllen. Menschen, die eingebettet zwischen Himmel und Erde aufrecht in der Schwerkraft eingependelt sind und so ihre Kraft aus einem tiefen Vertrauen schöpfen, werden sich selbst gerecht und unterlassen es, anderen gerecht werden zu wollen. Es sei hierbei angemerkt, dass dies die vollendete Form von Liebe beschreibt. Wir aber sind Menschen, und niemand ist davor gefeit, hin und wieder in alte Muster zu verfallen. Gerade Partnerschaften bieten ein wunderbares Lernfeld, die eigenen Muster, die uns jeweils aus dem Lot fallen lassen, im Spiegel des Gegenübers zu erkennen und dafür zu sorgen, durch das Einpendeln in die Schwerkraft wieder Boden unter den Füßen zu bekommen. So können wir den Knick, der sich unserer bemächtigt hat, durch ein inneres Aufrichten ausgleichen und die Herzenskraft wieder fließen lassen. Dies geschieht durch die Neupositionierung des Brustbeines, das mit dem Herzchakra korrespondiert.

Wenn jeder Partner für sich an die eigene Quelle angebunden ist, können sie gemeinsam die Leuchtkraft ihrer Herzen potenzieren. Wie eine Lampe durch den Anschluss an ihre Stromquelle Licht zu spenden vermag, so verströmt ein Mensch, der mit seiner ureigenen Kraftquelle verbunden ist, sein Licht auch dann, wenn die Leuchtkraft seines Gegenübers getrübt ist, weil er seine innere Mitte verloren hat. So können wir uns in einer Partnerschaft gegenseitig die Leuchttürme sein, an deren Licht wir uns orientieren können, sollten wir uns im Dunkeln verirrt und dadurch den Kontakt zu uns selbst verloren haben. Dies stellt eine Form von Partnerschaft dar, die sich gegenseitig fördert und nicht voneinander fordert.

Das Einpendeln in der Gravitation, welche die Kraft der Gegenwart repräsentiert, und die daraus resultierende Verankerung und Anbindung an die im Becken schlummernden Kräfte hält den Herzensraum eines Menschen weit genug offen für jene, die aus dem Lot gefallen sind. Ein Mensch mit offenem Herzen versteht es, allfällige ihm entgegengebrachte Unzulänglichkeiten zu verzeihen, weil er zu erkennen vermag, dass diese nicht persönlich zu nehmen sind. Vielmehr sind sie aus kompensierten Mustern aus der verschobenen Mitte des Gegenübers entsprungen. Es ist die entfachte eigene Liebeskraft, die uns aus der persönlichen Bedürftigkeit heraustreten lässt, weil wir uns in einem solchen Maße selbst lieben, dass wir des frühkindlichen Musters des Bedürfens nicht mehr bedürfen.

Mit offenem Herzen zu lieben, bedeutet aber nicht, in einer Partnerschaft alles hinzunehmen und zu akzeptieren. Es bedeutet vielmehr, stets aufrichtig zu sein und – in solcher Aufrichtigkeit in der eigenen Kraft stehend mit aufrechtem Körper – sein Gegenüber auch konfrontieren zu dürfen.

Mit offenem Herzen zu lieben, bedeutet umgekehrt, einer Konfrontation in der eigenen Kraft stehend begegnen und ihr standhalten zu können. Reibung entsteht immer dort, wo mindestens eine Partei die innere Mitte verloren hat. Um Haltung bewahren zu können, wechselt sie aus einer emotionalen Schonhaltung heraus in einen Angriffs- oder Verteidigungsmodus, anstatt sich innerlich zu zentrieren und zu reflektieren. Schafft es der Gegenpart, sich nicht aus dem Lot werfen zu lassen und in sich verankert zu bleiben, so vermag dieser das Muster seines Gegenübers zu erkennen. Dann bewahrt er die in der Schwerkraft eingenommene aufrechte Haltung, die imstande ist, den Fluss der Herzensenergie aufrecht zu erhalten. Diese aus sich selbst verströmende Herzkraft ist imstande, eine zuvor auf emotionaler Ebene geführte Liebesbeziehung auf eine höhere spirituelle Stufe zu heben. Selbst wenn sich beide Beteiligten auf Grund großer emotionaler Schwankungen aus ihrer Mitte katapultiert sehen, so können sie sich mit dem entsprechenden Gewahrsein wieder bewusst in der Schwerkraft einmitten. Dann werden sich die Wogen glätten und sie können sich, gestärkt von dem, was sie zusammen gelernt haben, angebunden an ihre Kraft erneut von Herz zu Herz begegnen. Das hält eine Partnerschaft lebendig und fördert gegenseitiges Wachstum.

Es gibt aber auch festgefahrene Situationen, die eine Trennung erfordern. Die Gründe können mannigfaltig sein. Insbesondere kann eine toxische Konstellation zu der Notwendigkeit für einen solchen Schritt führen. Viele Menschen erkennen eine solche Notwendigkeit zwar für sich, es fehlt ihnen aber der Mut. Oder die Angst vor dem Alleinsein hindert sie daran, die Trennung tatsächlich zu vollziehen.

Angst wirkt sich immer lähmend auf unsere Entscheidungen aus. Außerdem bewirkt sie körperliche Anspannung, die sich unweigerlich auf die Haltung überträgt und uns aus dem Lot fallen lässt.

Das Einpendeln in der Schwerkraft verbindet uns mit der Kraft, welche vonnöten ist, um einen für uns erkannten notwendigen Schritt wie eine Trennung zu vollziehen. Die über die Schwerkraft aktivierte Lebensenergie, welche ihren Ursprung im Becken hat, um über die Wirbelsäule körperlich spürbar aufzusteigen, regt die Herzkraft an, um sich in Form von Selbstliebe in einen selbst zurückzuergießen. Wie eine zarte Pflanze sich nach dem lebensspendenden Regen zur vollen Blüte entfaltet, blüht der Mensch auf, nachdem er mit dem Sprühregen der Selbstliebe, welche ihm die Fähigkeit zu lieben erst verleiht, versorgt worden ist. So wird er, sein wahres Wesen ausdrückend, in der Welt sichtbar. Ein Mensch, der eingebettet zwischen Himmel und Erde in der Mitte eingependelt ist, liebt *bei sich bleibend*, wobei er zugleich mit dem Gegenüber in Beziehung tritt.

Ein Mensch, welchem die innere Anbindung fehlt, läuft Gefahr, der Anziehung des Gegenübers zu verfallen. Das um so eher, wenn die eigenen Wurzeln zu wenig gefestigt sind und ihn nicht davor bewahren, sich im anderen zu verlieren.

Begegnungen, die jeweils aus der Mitte entspringen, wohnt ein besonderer Zauber inne. Sie bedürfen keiner Maskeraden, und ein authentischer Kontakt ist möglich. Echte Liebe kann niemals auf der Grundlage von Projektionen unerfüllter Sehnsüchte gedeihen, sondern nur auf dem Nährboden authentischen Seins.

Innerer Frieden

Wenn die innere Welt des Menschen mit der äußeren in Überstimmung ist, stellt sich das Gefühl von Frieden ein. Das Innen und das Außen stellen zwei Pole dar, die, wie alles in der polaren Welt, nach Ausgleich streben, um harmonische Verhältnisse zu schaffen. Inwieweit Frieden im Menschen einkehren kann, liegt in erster Linie an der Einstellung mit der damit einhergehenden Haltung, die ein Mensch gegenüber den Geschehnissen der äußeren Welt einnimmt. Die Geschehnisse, welche uns im Leben widerfahren, können wir nicht ändern, aber inwieweit wir unseren Seelenfrieden davon abhängig machen, liegt ganz allein in unserer Macht. Wir können nicht Einfluss auf das Wetter nehmen, aber es liegt an uns, inwieweit wir das Wetter unsere Stimmung beeinflussen lassen. In der polaren Welt stehen uns immer zwei Möglichkeiten offen. Entweder wir kämpfen gegen Umstände an, die sich nicht ändern lassen, und lassen uns unsere Stimmung trüben, oder wir entscheiden uns, die eigene Mitte aufzusuchen, um in stiller Einkehr in den eigenen Frieden einzutauchen, der gemäß Chakralehre als Kraftzentrum in unserem Oberbauch angesiedelt ist. In Anbindung an diese Kraft können äußere Umstände, soweit es uns überhaupt möglich ist, viel stärker beeinflusst werden, als wenn wir in Auflehnung in einen Kampfmodus schalten, der uns meist nur selbst schadet. Eine Kampfhaltung hält uns an der Oberfläche gefangen. Solange wir uns dort aufhalten, sind wir den Wellen unserer Emotionen schutzlos ausgeliefert. Wie beim Tauchen entflieht man den Wellen, die die Oberfläche des Meeres aufpeitschen und in große Unruhe versetzen, indem man in die Tiefe abtaucht.

Erst durch das Abtauchen in die Tiefen unseres Seins, verlassen wir die von den Emotionen aufgewühlte Oberfläche und kehren ein in die Stille, die jegliche Unruhe auszugleichen vermag. Wie es beim Tauchen manchmal der Hilfsmittel bedarf, um die angestrebte Meerestiefe zu erreichen, stellt die Schwerkraft ein geeignetes Hilfsmittel dar. Sie nimmt uns in dem Moment, da sie uns unserer Muster entledigt, den Ballast, der uns daran hindert, uns in unser Becken loszulassen, um in die Tiefe unseres Seins einzutauchen. Wie ein Körper durch Schwimmreifen daran gehindert wird, in die Tiefen des Meeres abzutauchen, so wirken festgefahrene Muster wie solche Schwimmreifen, an die sich der Mensch klammert und die er verteidigt. Immer wieder wird der Mensch an die Oberfläche seines selbst auferlegten falschen Ichs gespült, was ihn daran hindert, in sein wahres Wesen einzutauchen, das ihn in seiner gesamten Tiefe ausmacht. Ein Mensch, der sich natürlich und mühelos in der Achse der Schwerkraft aufzurichten vermag, dessen Bauchdecke profitiert besonders davon, dass sie durch die aufrechte Haltung eine natürliche Spannung aufweist. Dies wirkt sich indirekt positiv auf die im Oberbauch gelegenen Organe wie zum Beispiel die Leber aus, ebenso wie auf den Solarplexus, welcher mit dem Aspekt Frieden verknüpft wird.

Die Aussage: »Jemandem ist etwas über die Leber gelaufen« kommt nicht von ungefähr, weil in der Traditionellen Chinesischen Medizin der Leber unter anderem die Emotionen Aggression und Wut zugeschrieben wird. In diesem Sinne finden wir im Solarplexuschakra die erlöste Form dieser destruktiven Emotionen. Selbst wenn der Mensch aus dem Lot fällt, ist und bleibt die Information des ursprünglich Gesunden im System gespeichert. Es bedarf dann lediglich hin und wieder einer Hilfestellung, einer Technik, Methode oder Therapie, die sich dieses Wissen zunutze macht, um an die gespeicherte gesunde Information anzuknüpfen.

Das Einpendeln in der Schwerkraft stellt hierfür ein einfach umzusetzendes Handwerkszeug dar, das den Menschen in seiner Gesamtheit an seinen Ursprung zu erinnern und mit ihm zu verbinden vermag. Emotionen wie Aggression und Wut fixieren den Menschen in seinem Muster und schaden ihm letztendlich selbst. Erst das Zurückfinden in die eigene Mitte neutralisiert die Fixierung, was die Voraussetzung schafft, um an die erlöste Information von innerem Frieden anzuknüpfen. Aus quantenphysikalischer Sicht löst man sich aus der Verschränkung, welche das fixierte Muster mit der Ausrichtung auf die destruktiven Emotionen darstellt, um den leeren Raum aller

Möglichkeiten zu betreten. Innerer Frieden kehrt ein, wenn der Mensch sich in seine Mitte loslässt, sich folglich nicht mehr um die Ereignisse des Lebens dreht, sondern umkehrt das Leben um die Achse des zwischen Himmel und Erde aufgerichteten Mensch kreist, ohne diesen aus seiner Mitte verrücken zu können. Die zuvor stark empfundenen Emotionen werden Teil des Friedens, in den sich der Mensch durch das Einpendeln in der Schwerkraft losgelassen hat.

Kommunikation

Über die Kommunikation drückt sich ein Mensch verbal aus. Das, was ein Mensch fühlt, denkt, seine Überzeugungen, die gesamte Einstellung und Haltung, welche er gegenüber dem weltlichen Geschehen hegt, ebenso wie die unmittelbaren zwischenmenschlichen Dialoge finden über die Sprache ihren Ausdruck. Oft wird das Gesprochene durch Gesten und durch eine im Dialog eingenommene Ganzkörperhaltung unterstrichen, wobei dies meist unbewusst geschieht. So werden sowohl die in die Sprache mit einbezogenen unbewussten Gesten als auch die Körperhaltung Teil der Kommunikation und vermitteln dem Gegenüber manchmal etwas anderes als das, was zur Sprache gebracht werden sollte.

Vor kurzem war ich in einen Dialog mit einer Person verwickelt, deren Körperhaltung breitbeinig und mit vor der dem Brustbein verschränkten Armen gewesen war. Zudem wirkte dieser Mensch sehr unsicher und widerlegte mit jedem zweiten Satz den vorangegangenen. Sowohl der breitbeinige Stand als auch das Verschränken der Arme sollte die Unsicherheit einerseits kompensieren und zugleich verbergen. Da sich aber das Unterbewusstsein über die Körpersprache ausdrückt, widersprach das Gesprochene dem, was der Körper dieses Menschen ausdrückte. Obwohl der gesprochene Inhalt meines Gesprächspartners mich hätte überzeugen sollen, gelang es ihm nicht, weil die in der Sprache eingenommene Haltung nicht vertrauenserweckend auf mich wirkte.

Wie es die Kinesiologie sehr schön veranschaulicht, lügt der Körper nicht und bringt das Verborgene zum Ausdruck.

Kommunikation ist ein Aspekt, der auf einer übergeordneten geistigen Ebene durch das Halschakra repräsentiert wird. Die Sprache gewinnt Überzeugungskraft, wenn der gesamte Körper von dieser Kraft erfüllt ist und die Stimmbänder davon in die entsprechende

Schwingung versetzt werden. Um dies zu gewährleisten, sollte die Energie im Halschakra fließen können und die Halswirbelsäule ohne Knick die übrige Wirbelsäule verlängern. Rein anatomisch ist die Statik der Halswirbelsäule sehr von der Beckenstellung abhängig. Die folgende Übung soll dies veranschaulichen.

Übung
Abstimmung von Becken und Kopf

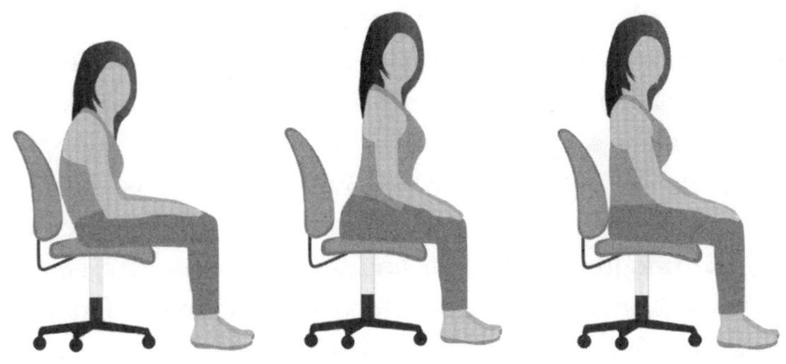

Versuche einmal, im Sitzen das Becken nach vorne und hinten zu kippen. Nimm zugleich die Stellung der Halswirbelsäule wahr. Du wirst bemerken, dass, wenn du das Becken nach hinten gekippt hast, die gesamte Wirbelsäule etwas krumm wird, und du, um den Blick nach vorne gerichtet zu halten, die Halswirbelsäule abknicken musst. Im Gegensatz dazu richtet sich die gesamte Wirbelsäule auf, wenn du das Becken nach vorne kippst, was eine Streckung der Halswirbelsäule zur Folge hat. Dann kannst du den Blick mühelos nach vorne gerichtet halten. Anschließend kannst du versuchen, für dich eine Mittelstellung zu finden, welche für dich angenehm ist und in der sich die Halswirbelsäule in einer leichten Streckung befindet.

Der gerade Blick, den ein Gesprächspartner unbewusst registriert, ist ein Kriterium für die Glaubwürdigkeit des zur Sprache Gebrachten. An dieser Stelle möchte ich noch anmerken, dass viele Stühle zu niedrig sind und eine adäquate Beckenstellung für eine Streckung der Wirbelsäule verunmöglichen, was aufgrund der einzunehmenden kompensatorischen Stellung der Halswirbelsäule häufig zu nicht unerheblichen Verspannungen im gesamten Schulter-Nacken-Bereich führt. Daraus resultieren Blockaden in der Halswirbelsäule, die sich wiederum negativ auf den freien Fluss im Halschakra auswirken.

Ein höhenverstellbarer Stuhl oder eine Kissenerhöhung kann diesbezüglich bereits Abhilfe schaffen. Um der Stimme Ausdruck zu verleihen, versucht ein aus dem Lot gefallener Mensch, die Tonlage isoliert über die Stimmbänder zu regulieren. Dies lässt die eine oder andere Tonlage künstlich oder gepresst erklingen und kann das Sprachorgan durchaus ermüden.

Die Stimme bringt sowohl die körperliche als auch die seelische Verfassung und das Innerste, was den Menschen bewegt, durch ihren Klang zum Ausdruck. Ein Mensch, der tief im Becken verwurzelt ist, bringt sein Sprachorgan über eine aufgerichtete Wirbelsäule zum Einsatz. Die Überzeugungskraft, die der Stimme innewohnt, nimmt ihren Ursprung im Sein, in dem der Mensch verwurzelt ruht. Der gesamte Körper eines zwischen Himmel und Erde aufgerichteten Menschen fungiert in gewisser Weise als Sprachrohr und erweist sich als durchlässig für den Inhalt, der zur Sprache gebracht wird. Der Ausdruck des gesprochenen Wortes ist nicht allein auf das Körperareal begrenzt, in dem sich das Sprachorgan befindet, sondern der gesamte Körper dient als Resonanzkörper für die Stimme, worauf die gesamte Energie des gesprochenen Inhaltes in ihrer vollen Aussagekraft zum Ausdruck kommt.

Die biblische Aussage: »Am Anfang war das Wort und das Wort war bei Gott und Gott war das Wort« verleiht der Sprache eine symbolische Bedeutung, welche die in den Worten innewohnenden schöpferische Kraft zum Ausdruck bringt. Worte sind Gedanken, die über die Sprache ins Dasein treten und durchaus in der Lage sind, etwas in der Welt, aber auch in uns zu bewirken. Diese Manifestationsebene erhält um so mehr Kraft, je mehr wir in uns verankert sind. Autosuggestionen, mentales Training, Mantras und dergleichen entwickeln meines Erachtens erst in Anbindung an die Erde ihr volles Potential. Wie sollen sich tief in unserem Unterbewusstsein schlummernde Glaubenssätze, die vielleicht schon Jahrzehnte ihr Dasein gefristet und uns bis heute geprägt haben, nur über deren positive Formulierung uns verändern können, wenn uns die Anbindung an die Kraft fehlt, welche uns mit dem notwendigen Vertrauen versorgt, das nun einmal mit der Anbindung an das Wurzelchakra in unserem Becken einhergeht?

Wie es das Wort Glaubenssatz schon sagt, hat die Aussage des Glaubenssatzes viel mit dem Glauben an sie zu tun. Wenn wir die Aussage, mit der wir einen uns blockierenden Glaubenssatz zu überschreiben versuchen, unterbewusst gar nicht glauben, schlägt die Verankerung der neuen Information fehl. Kommunikation eröffnet uns die Möglichkeit, sowohl mit uns selbst als auch mit jemand anderem in Dialog und darüber miteinander in Beziehung zu treten. Dialoge, welche aus der Mitte entspringen, zeichnen sich dadurch aus, dass die gesprochenen Worte von Achtsamkeit und gegenseitigem Respekt getragen werden und dieses Fundament selbst bei unterschiedlichen Anschauungen nicht zerbröckelt. Durch die aufrechte, aufrichtige Haltung bleibt die Halswirbelsäule gestreckt, was einen gegenseitigen Augenkontakt auf Augenhöhe ermöglicht. So wird über den Blickkontakt das gegenseitige Erkennen desselben Ursprungs aufrechterhalten. Die Berührungspunkte der in sich verwurzelten zwischen Himmel und Erde in der Schwerkraft eingebetteten Menschen sind die Mitte, das Herz und die Augen. Dadurch kommt eine offene Präsenz füreinander zustande. Das klingt nach einem hohen Anspruch, der sehr schwierig zu erfüllen ist? Gerne möchte ich dich an dieser Stelle beruhigen. Wir alle sind Menschen, die individuell durch ihre eigene Geschichte geprägt sind. Es ist menschlich, immer wieder einmal aus dem Lot zu fallen, und durch das Zurückfallen in alte Muster die innere Mitte zu verlieren. Es geht lediglich darum, ein Bewusstsein dafür zu entwickeln, wie du funktionierst, so dass du durch das Reflektieren wachsen und dich entwickeln kannst. Durch das Wissen, wie du dich in der Schwerkraft einpendelst, kannst du jederzeit wieder in die Mitte zurückkehren.

Worte, die aus dem Konstrukt des falschen Ich entsprungen und von den dazugehörenden Gedanken und Emotionen eingefärbt sind, bergen das Potential zu verletzen. Worte, welche ohne Anbindung an die innere Verwurzelung gesprochen werden, neigen dazu, zu verblassen und ohne Gehör zu verpuffen. Außerdem kann eine Kommunikation, die nicht durch das innere Fundament getragen wird, zu Missverständnissen führen, die jedoch über die erneute Anbindung an die innere Mitte geklärt werden können. Worte, die aufgrund der Anbindung an die Quelle des Seins mit Herzqualität angereichert sind, können Missverständnisse beseitigen, wirken klärend und vermögen zu berühren. Aus der Verwurzelung deines Seins, eingebettet zwischen Himmel und Erde, eingemittet in der Schwerkraft, wirst du selbst zum Wort, weil es dem Ursprung aller Dinge, deinem göttlichen Funken entspringt und sich selbst über das Wort ausdrückend in Schöpfung tritt und die Schöpfung selbst an deiner Schöpfung teilhaben lässt.

Das Spiel des Lebens

Wie ein Torwart sich wachsam in der Mitte des Tores aufhält, um bestens gewappnet zu sein, den Torschuss abwehren zu können, so ist es für den Menschen hilfreich, immer wieder seine Mitte aufzusuchen, um die Bälle, welche ihm das Leben zuspielt, abzufangen und den Torschuss, der mit viel Unruhe einhergeht, zu verhindern. Mit Sicherheit wird dies nicht immer gelingen. Aber wie ein Torwart darum weiß, dass es ihm nicht gelingen wird, jeden Ball abzufangen, wird er Niederlagen sportlich wegstecken und allenfalls den Torschuss, den er das eine Mal nicht abwehren konnte, analysieren und daran arbeiten, sich künftig besser in der Mitte zu positionieren, wachsamer zu sein oder die eigene Flexibilität zu verbessern, um den Ball abfangen zu können. Außerdem zeichnet einen guter Sportler aus, dass er auch einmal verlieren kann, und nur weil er einmal verloren hat, die Bereitschaft weiterzuspielen nicht aufgibt und sich darauf freut, seine Fähigkeiten beim nächsten Spiel erneut unter Beweis zu stellen. Das Leben ist wie ein Spiel, welches uns stets auffordert, unsere Fähigkeit, in der Mitte zu bleiben oder zumindest stets zu ihr zurückzukehren, unter Beweis zu stellen. Und dies nicht des Spieles wegen, sondern unseres Selbst wegen.

Das Leben selbst kümmert es reichlich wenig, ob wir uns entscheiden, das Spiel so gut wie möglich mitzuspielen, oder ob wir uns als schlechte Verlierer entpuppen und uns darüber beklagen, wie ungerecht das Leben mit uns zu spielen scheint. Mit dieser Haltung, die unsere Wahrnehmung trübt, den Weg zur Mitte verwehrt und die Flexibilität, adäquat zu reagieren beeinträchtigt, werden wir in dieser Haltung blockiert bleiben.

Kindliche Unmittelbarkeit, von der in diesem Buch schon die Rede war, lässt uns das Leben mit offener Neugier, Offenheit und mit einer spielerischen Sichtweise betrachten. Verbissenheit und falscher Ehrgeiz zermürben und beschreiben eine fixierte, aus dem Lot gefallene

Haltung, die –wie wir uns erinnern – durch einen verspannten Kiefer, der in direkter Wechselwirkung mit der Beckenbodenmuskulatur steht, zustande kommt. Darum rate ich jedem die in dem Buch beschriebenen Übungen spielerisch anzugehen und sie mit der Zeit in den Alltag so zu integrieren, dass sie gar nicht mehr gesondert als Übung wahrgenommen werden, sondern Teil der Haltung werden, die du dem Leben gegenüber einnimmst.

Das geschieht in dem Bewusstsein, dass du jederzeit von der vermeintlichen Verliererseite auf die Gewinnerseite wechseln kannst, indem du dich wieder bewusst in der Schwerkraft einpendelst, dich in der Mitte wiederfindest und dich über das Gefühl des innerlich Aufgerichtetseins auf das Siegerpodest erheben lässt.

Stille

Wie bei einem Hurrikan die Mitte windstill ist, obwohl um das Auge herum der Wind Spitzengeschwindigkeiten erreicht, die verheerende Folgen haben, so ist die Mitte des Menschen ebenfalls ein Ort, der es ihm ermöglicht, trotz aufwühlender Lebensereignisse jederzeit in die Stille einzutauchen. Wie beim Meer sich die Wellen an der Oberfläche brechen, die Tiefe des Meeres davon aber unberührt bleibt, so neigen Emotionen dazu, über den Menschen hereinzubrechen und ihn in ihrem gewaltigen Strudel herumzuwirbeln, es sei denn, der Mensch entscheidet sich, in die Tiefe seines Seins abzutauchen. An diesem Ort herrscht wie im Meer die Stille, die von der tobenden Oberfläche unberührt bleibt. Wer sich an der Oberfläche aufhält, ist den Kräften ausgesetzt, die sich dort entfalten.

Wer sich in der Tiefe aufhält, bleibt mit den Kräften verbunden, welche die Stille hervorbringt. Stille ist der Ort in uns, der unantastbar ist. Es ist die Mitte, in der sich entgegengesetzte Kräfte aufheben. Die Stille, von der ich spreche, ist eine andere als die räumliche Ruhe, die durch das Unterbinden sämtlicher Geräusche zustande kommt.

Stille ist die Kraft der Gegenwart, und sie ist sowohl körperlich als auch über die physischen Grenzen hinaus erfahrbar. Stille ist ein Verschmelzen der polaren Gegensätze und beschreibt einen unendlichen leeren Raum, in dem alles enthalten ist. Die Tür zu diesem Raum betreten wir durch die Pforte der Gegenwart. In der Kraft der Gegenwart erfahren wir uns selbst in unserem Sein, als Teil des Ganzen und verbunden mit allem. Die Schwerkraft, welche die gegenwärtige Kraft repräsentiert, fungiert als Pförtnerin und gewährt uns jederzeit Einlass in den Raum der Stille, der allgegenwärtig sowohl in uns als auch um uns herum vorhanden ist. Wie ein Fahrstuhl uns in die gewünschte Etage transportiert, so können wir uns mit Hilfe der Schwerkraft in unser Becken, in die Mitte unseres Seins, an den Ort der Stille befördern lassen. Aus dieser Stille heraus durchdringen wir alles Laute und integrieren es in der Stille. Die Stille geht mit einem Gefühl von Weite einher, in der alles seinen Platz findet.

Die Stille, ein Aspekt gegenwärtiger Kraft, weist eine gewisse Dichte auf, die einen zugleich im Körper Leichtigkeit erfahren lässt. Dieses Erleben macht den Körper transparent und durchlässig für den Klang der Stille, den du letztendlich in Anmut über deinen Körper zum Ausdruck bringst. Die Stille ist der Ort, aus dem alles hervorgeht und wieder einkehrt. In die Stille einzukehren, ist das Zurückkehren zu den eigenen Wurzeln und zum eigenen Ursprung.

Zu den eigenen Wurzeln zurückzukehren bedeutet, nach Hause zu kommen. Das Suchen findet ein Ende, weil alle Sehnsüchte, die den Menschen treiben, in der Stille ihre Erfüllung finden, die den Menschen zugleich erfüllt. In der Stille kehrt die Erkenntnis ein, dass jeder Weg, den der Mensch individuell geht, letztendlich immer zu ihm selbst zurückführt.

Diesbezüglich sieht sich der Mensch durch das Leben immer wieder auf sich selbst zurückgeworfen. Wer den Blick nach außen richtet und die Schuld bei den Umständen oder anderen sucht, bleibt an der Oberfläche und wird nicht zur Ruhe kommen.

Wer die Wahrnehmung auf die Kraft der Gegenwart ausrichtet, dessen Blick wendet sich nach innen und mündet in der Tiefe in die Quelle der Stille, welche die erlöste Form der lauten äußeren Welt darstellt. Eine Tür, die lange verschlossen war, wird sich zu Beginn schwer oder nur einen Spalt breit öffnen lassen und wohl schnell wieder ins Schloss zurückfallen. Doch je öfter von der Tür Gebrauch gemacht wird, um so leichter wird sie sich mit der Zeit öffnen lassen und Zutritt zu dem dahinter verborgenen Raum gewähren. Ähnlich verhält es sich mit dem Zutritt in den Raum der Stille. Zu Beginn wird sich die Tür vielleicht nur leicht öffnen und du wirst nur den Bruchteil einer Sekunde von dieser Stille kosten oder wirst nur einen Hauch der Idee von Stille erhaschen. Verzweifle nicht. Je öfter du den Raum der Stille in dir aufsuchst, um so leichter wirst du ihn betreten können.

Wie Jesus schon sagte: »Klopfet an und euch wird aufgetan.« Das Einpendeln in der Schwerkraft und das damit einhergehende Loslassen in sich selbst gleicht dem Anklopfen an der Tür zu den Hallen der Stille. Es soll dies aber ohne Erwartung geschehen, weil diese die Tür sogleich verschließt. Ein spielerischer Umgang damit wirkt der Erwartungshaltung entgegen. Aus der Stille heraus, aus der Verwurzelung deines Seins bringst du dich mit deiner gesamten Kraft, welche dich ausmacht in der Welt, ein, ohne darin verhaftet zu sein. Entscheidungen, welche aus der Stille entspringen, sind eingebettet in deinen Seelenplan und stehen im Einklang mit dem, was es für dich auf der Welt zu verwirklichen gilt.

In der Stille lässt du los, von dem du dachtest, es sei richtig für dich, was aber in Wirklichkeit nicht in Übereinstimmung mit dem ist, was das Leben für dich vorgesehen hat.

In der Stille kommst du hingebungsvoll in eine stille Übereinkunft mit deinem Lebensfluss. Die Stille ist der Dreh- und Angelpunkt in deiner Mitte, in der deine Kräfte gesammelt und neu ausgerichtet werden; hier wirst du mit deinem weiteren Lebensweg in gewisser Weise synchronisiert. Außerdem beherbergt die Mitte die Kräfte, die dich sowohl körperlich als auch seelisch regenerieren lassen, um dich auf dem Weg deiner Selbstverwirklichung mit der notwendigen Kraft zu versorgen. Die Stille ist in der Mitte beheimatet, die sich wie eine liebende Mutter den Ängsten, der Verzweiflung und aller beklemmenden Emotionen annimmt, denen sich der Mensch immer wieder einmal ausgesetzt fühlt.

Die Mitte, die Verwurzelung und Verbindung zur Mutter Erde, versorgt uns mit ihrer tröstenden Kraft des Vertrauens. Das erlaubt es dem Menschen, die körperliche Anspannung, die mit jeglicher unbehaglichen Emotion verbunden ist, sich in die ihm innewohnende Stille hinein zu entspannen. Der Eintritt in die innere Stille lässt uns einen Schritt aus der äußeren Welt zurücktreten, um die notwendige Distanz zu Ereignissen und Personen herzustellen. Hin und wieder ist dies erforderlich, um Klarheit für sich selbst und die anstehenden Handlungen zu gewinnen. In die Stille einzukehren, ist mit einem Neustart zu vergleichen. Wie ein Sprinter sich an der Startlinie für den nächsten Sprint positioniert, stellst du dich in deine Mitte, um die nächste Etappe deines Weges in Angriff zu nehmen. Du ruhst wachsam im Moment, bis du in dir das Startsignal in Form eines Impulses für den nächsten Schritt vernimmst. Die Stille fungiert als Start und Ziel zugleich und beinhaltet dadurch den Weg selbst. Die Stille als Aspekt gegenwärtiger Kraft entfaltet sich durch das Loslassen in der Schwerkraft mit dem damit verbundenen Absinken in das Becken hinein und der daraus resultierenden Anbindung an die Erdkraft. In der Stille werden die Kräfte mobilisiert, die dein innewohnendes Potential entfesseln und dein Sein in Haltung, Sprache und Handlung zum vollen Ausdruck bringen.

Schlusswort

Entwurzelung ist meines Erachtens eine der Hauptursachen für das Leiden auf der Welt. Denn wer ohne Wurzeln ist, fühlt sich heimatlos. Daraus resultieren die Dramen, die wir tagtäglich erleben. Das Weltgeschehen spiegelt die Abspaltung des Menschen von Mutter Natur wider. Anstatt sich in sie zu integrieren, kämpft er gegen sie an und nimmt sie aus. Es scheint, als sei die Welt selbst aus dem Lot geraten. Das drückt sich in sämtlichen gesellschaftlichen Formen aus. Macht und Gier greifen um sich und sind Ausdruck des heimatlosen Menschen. Aber wie der Mond am Firmament seinen Höhepunkt als Vollmond erreicht, um sich wieder zum Neumond zu wandeln oder wie nach der Flut die Ebbe folgt, so wird sich der Mensch den Gesetzen der Natur nicht widersetzen können. Diese werden den Menschen wieder in seine vorbestimmte Bahn lenken, und er wird sich gezwungen sehen, sich wieder mit seiner ureigenen Natur auseinanderzusetzen und sich letztendlich mit ihr zu verbinden.

Viele Menschen kämpfen gegen sich selbst und gegeneinander an, anstatt sich zu versöhnen. Dieser Kampf ist nicht zu gewinnen, weil das, was uns im innersten Kern ausmacht, nicht auszulöschen ist und wir uns so lange im Kreis um uns selbst drehen werden, bis wir bereit sind, zu erwachen und unsere falsch angenommene Identität aufgeben, um uns auf uns selbst einzulassen, um Wurzeln in uns selbst zu schlagen. Manchmal muss der Leidensdruck groß genug sein, damit der Mensch wachgerüttelt wird und sich veranlasst fühlt, seinen eingeschlagenen Pfad, der sich als Irrweg entpuppt hat, zu verlassen und neue Wege zu beschreiten. Es muss zuerst die Bereitschaft entstehen, eingefahrene und festgefahrene Muster, die vermeintlich Sicherheit versprachen und an deren Konstrukt festgehalten wurde, zu erkennen und sie anschließend zu verändern. Das kommt einem Sterben des Egos gleich. Es erfordert das Loslassen der aus der Entwurzelung resultierenden kompensatorischen Muster, was für den Menschen mit einem Verlust der ihm bekannten Schutzmechanismen einhergeht. Außerdem geht es mit neuen Erfahrungen einher, sich den natürlichen

Kräften zu überlassen, deren nachhaltige Wirkung sich unserem rationalen Verstand entzieht und sich uns nur über das Erleben erschließt.

Die Einfachheit, die dem Gravity-Rebalancing®, des sich Einpendelns in der Schwerkraft zugrunde liegt, ist verblüffend und hat sich in der Praxis vielfach bewährt. Die damit verbundene Anbindung an die im Becken schlummernde Lebensenergie und die daraus resultierende körperliche Aufrichtung verankert ein Körpergefühl, aus dem Selbstvertrauen Lebensfreude und die Öffnung der Herzensenergie folgt. Die Schwerkraft hilft uns, verlorengegangene Wurzeln wiederzufinden und uns mit den Themen, mit denen das Leben uns in unserem Erdendasein konfrontiert, zu versöhnen aber auch für sie gewappnet zu sein. Sich mit den eigenen Wurzeln, seinem Ursprung zu verbinden, bedeutet Heilung auf allen Ebenen und überträgt sich auf die Mitmenschen, mit denen wir tagtäglich zu tun haben. Wir tragen eine Verantwortung nicht nur für uns selbst, sondern auch für die Generationen, die nach uns kommen. Jeder Mensch, der erwacht, sich seiner Verantwortung bewusstwird und die Verbindung mit Mutter Erde wiederfindet, trägt zugleich zur Heilung dieses wunderbaren Planeten bei. Ein Mensch, der anmutig durch das Leben geht, ist der Ausdruck eines verwurzelten Menschen. Dieser hat sich seiner kompensierenden Muster entledigt und schöpft aus der Kraft der Gegenwart, welche die Wurzel aller Anmut ist.

Zusammenfassend kann gesagt werden, dass die Schwerkraft das Potential in sich birgt, einen aus dem Lot gefallenen Menschen wieder ins körperliche und seelische Gleichgewicht zu bringen.

Das Praktizieren von Gravity Rebalancing® (Das bewusste Einpendeln in die Schwerkraft) zeigt täglich in der Praxis folgende positive Wirkungen:

- Reduzierung bis komplette Schmerzfreiheit
- Steigerung der körperlichen und mentalen Leistungsfähigkeit
- Durch den aufrichtenden Effekt der Wirbelsäule Verbesserung der körperlichen Statik
- Stärkung des Selbstvertrauens

- Erdenden Effekt
- Steigerung der Resilienz
- Gesteigerte Konzentrationsfähigkeit
- Stressreduktion
- Hilft bei Schlafstörungen
- Stärkt das eigene Körpergefühl
- Persönlichkeitsentwicklung bis transzendentale Erfahrungen, Bewusstseinsschulung
- Fördert die Selbstliebe
- Hilft bei depressiven Verstimmungen
- Kann sich bei Angstzuständen hilfreich auswirken
- ...und vieles mehr

Gravity Rebalancing® – das bewusste Einpendeln in der Schwerkraft – zeichnet sich dadurch aus, dass die Ausführung sehr einfach ist und unmittelbar in nahezu jeder Lebenssituation durchgeführt werden kann. Die Methode nimmt sehr wenig Zeit in Anspruch und kann gut in den Alltag integriert werden. Außerdem berichten die praktizierenden Menschen immer wieder, dass der Effekt sehr schnell spürbar ist.

Es sei hier noch angemerkt, dass Gravity Rebalancing® kein Ersatz für eine ärztliche Behandlung darstellt.

Ich wünsche den Leserinnen und Lesern viel Spaß und Freude am Erleben der Schwerkraft, die sich kraftvoll und zugleich anmutig über eine aufrechte Körperhaltung und Lebensfreude ausdrücken darf.

Der Autor

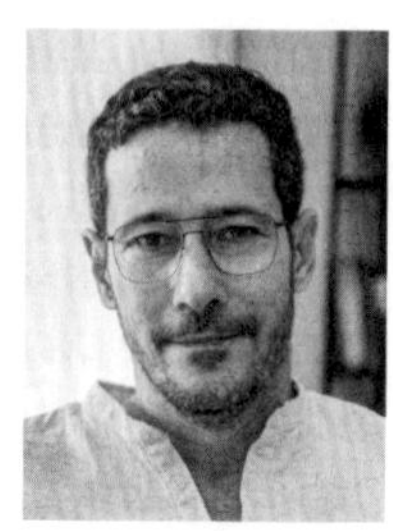

Schon in meiner Jugend habe ich mich mit Fragen über das Menschsein, was den Menschen im innersten Kern ausmacht und worin seine Bestimmung liegt, auseinandergesetzt. Literarische Werke von Hermann Hesse, wie zum Beispiel Siddharta, das Tao Te King, Edgar Cayce oder auch Bücher von Carl Gustav Jung habe ich regelrecht verschlungen.

Als ich mit meiner Medizinischen Masseuren- und Physiotherapieausbildung begonnen habe, stellten Begriffe wie Chakrenlehre, Meditation und Heilenergie keine Fremdbegriffe mehr dar, sondern waren schon längst Bestandteil meiner eigenen Erfahrungen geworden. Auf meiner Weltreise war mir das Glück zuteil geworden, dass ich begnadete Heilerinnen und Heiler kennenlernen und von ihnen lernen durfte.

Über die medizinischen Grundausbildungen in Massage und Physiotherapie habe ich mir ein vertieftes Verständnis über die Anatomie und Physiologie des menschlichen Körpers erworben. Insbesondere die reflektorischen Reaktionen, welche über das Nervensystem gesteuert werden, haben stets eine große Faszination auf mich ausgeübt. Dieses Wissen hat mich immer schon dazu bewogen, ein Symptom nie isoliert, sondern aus einem größeren Zusammenhang zu betrachten. Es folgten weitere medizinische Aus- und Weiterbildungen in Struktureller Integration, Osteopathie, Feldenkrais, Shiatsu, Craniosacraler Therapie, um nur einige zu nennen. Die Auseinandersetzung mit Quantenphysik, Psychologie, Yoga, Mentaltraining und verschiedensten Meditationstechniken sowie der psychosomatischen Medizin verfeinerte meine Arbeit als Therapeut zunehmend. Diese Studien beschränkten sich nicht auf theoretisches Wissen, sondern beruhen alle auch auf Selbsterfahrung und prägen meine Arbeit in der täglichen Praxis.

Seit über zwanzig Jahren begleite ich Menschen mit meiner therapeutischen Tätigkeit, aber auch als Coach auf dem Weg zur Heilung und – darüber hinaus – auch zu sich selbst.

Der Körper ist ein uns von der Natur gegebenes Geschenk, und er ermöglicht es uns erst, uns in der dualen Welt zu erfahren, zu wachsen und uns zu entwickeln. Die Kräfte, die den Körper immer wieder regenerieren und heilen lassen, sind Ressourcen, welche tief in jedem von uns angelegt sind. Der Kontakt zu den innewohnenden Kräften verbindet uns mit dem Mysterium des Lebens, in das wir eingebettet sind. Die Erlangung des Bewusstseins, was uns als Mensch in seiner Ganzheit ausmacht, ist eine spannende Reise, die mit einer tiefen Verbundenheit mit dem Körper beginnt.

Mehr über meine Arbeit auf:

berino-schmid.ch

Das Wesenhafte unseres Körpers erfahren

Unsere Organe wollen als seelisch-leibliche Grundelemente unseres Seins, als Elementarwesen, wahrgenommen werden. Die Elementarwesen laden uns ein, unsere Sichtweise zu ändern und unsere Organe einmal anders zu erleben.

Wenn wir uns auf die Wesen der Organe einlassen, erleben wir unseren Körper als ein wunderbares Konzert, in dem die Organe in höchster Virtuosität das Klangwunder unseres Körpers erzeugen.

Über ihre Wesensportraits spiegeln uns die Elementarwesen die vollkommene Harmonie unserer Organe.

Ewald Kliegel, Anne Heng
Organwesen
Die Weisheit deines Körpers
Hardcover, 176 Seiten, 54 Farbtafeln
ISBN 978-3-89060-773-3

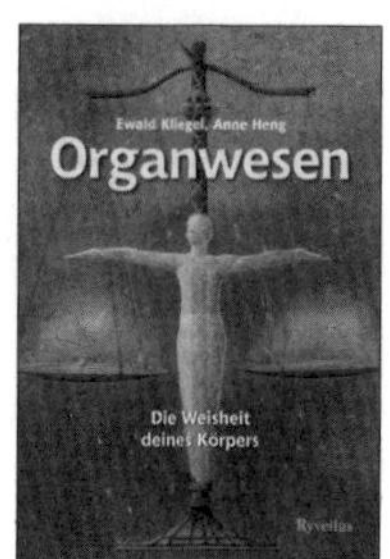

Wenn die innere Quelle versiegt

Wir wissen alle, dass Ausgebranntsein damit zu tun hat, dass wir zu unserer Energie, Kraft und Lebensfreude keinen Zugang mehr haben und auch nicht wissen, wie wir unsere Energie wieder aktivieren können. Hier müssen wir nicht nur wieder zur Ruhe kommen, sondern in ein ganz neues energetisches Gleichgewicht finden. Wie das möglich ist, zeigt dieses praktische Buch mit zahlreichen Übungen.

Ursula Georgii
Durch Chakrenausgleich in die Balance
Burnout energetisch heilen
Broschur, 224 Seiten
ISBN 978-3-89060-754-2

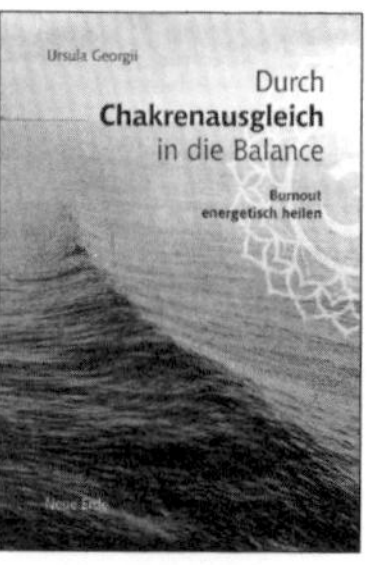

Dein Heilkraut findet dich

So vieles wird als »Unkraut« betrachtet, nur weil es sich von alleine einstellt und dazu noch zählebig ist – und uns »im Wege«. Doch es ist kein Zufall, wenn sich gewisse Kräuter hartnäckig in unserer Nähe halten. Schon Paracelsus wusste, dass sich die Kräuter die Menschen suchen, denen sie mit ihren Heilkräften zur Gesundheit verhelfen können – oft schon, bevor sie überhaupt akut krank geworden sind!

In diesem Buch von Markus Berger werden 40 Wildkräuter, die im Garten häufig als »Unkraut« vorkommen, in Bild und Text vorgestellt. Praktische Übersichten zu den üblichen Sammelzeiten und eine Übersicht nach Pflanzenfamilien sowie ein Krankheiten-Register schließen das Werk ab.

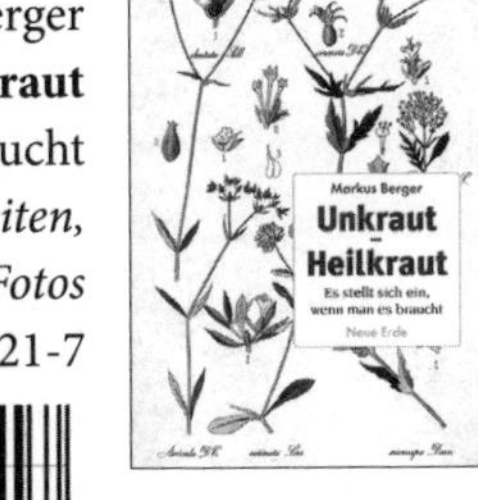

Markus Berger
Unkraut – Heilkraut
Es stellt sich ein, wenn man es braucht
Paperback, 240 Seiten, mit 80 Stichen und Fotos
ISBN 978-3-89060-621-7

Der Ratgeber für zu Hause

Hier ist er, der zuverlässige, praxiserprobte Ratgeber für die Behandlung vieler häufiger Krankheiten und Beschwerden. Hier finden Sie nützlichen Rat und Hilfe durch Anwendung von Heilsteinen zu Hause. Dieses Buch ist übersichtlich, alltagstauglich und das Ergebnis jahrelanger Erfahrung.

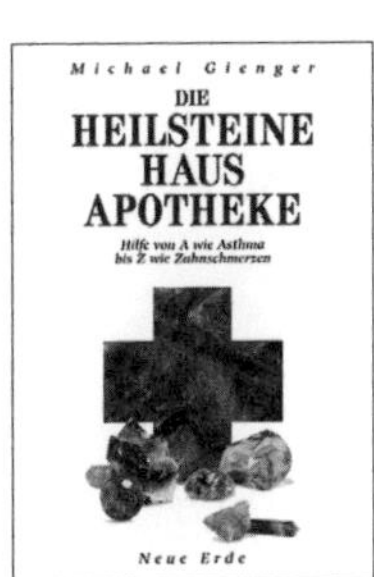

Michael Gienger
Die Heilsteine-Hausapotheke
Hilfe von A wie Asthma bis Z wie Zahnschmerzen
Paperback mit Klappen und Fadenheftung, 320 Seiten, mit 14 Farbtafeln
ISBN 978-3-89060-078-9

Hier kann man sich zum **Neue Erde-Newsletter** anmelden:
newsletter.neueerde.de/anmeldung

NEUE ERDE im Buchhandel

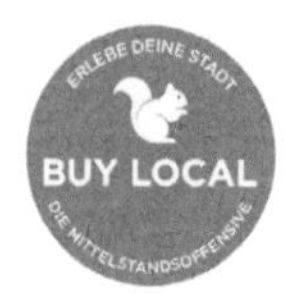

Neue Erde ist ein kleiner unabhängiger Verlag, und der unabhängige Buchhandel ist unser natürlicher Partner. Wir unterstützen die Initiative »buy local«.

Sollte es Lieferschwierigkeiten bei den Büchern von NEUE ERDE geben, lassen Sie immer im VLB (Verzeichnis lieferbarer Bücher) nachsehen, im Internet unter **www.buchhandel.de**

Alle lieferbaren Titel des Verlags sind für den Buchhandel verfügbar.

Sie finden unsere Bücher auch auf unserer Homepage **www.neue-erde.de** oder in unserem Gesamtverzeichnis, welches Sie gerne hier anfordern können:

NEUE ERDE GmbH
Cecilienstr. 29 · 66111 Saarbrücken
info@neue-erde.de

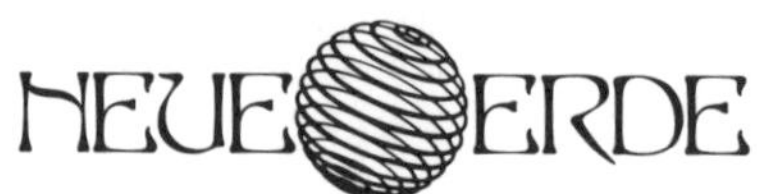